GOLDMA

Buch

Vollwertkost ist gut, instinktive Ernährung ist besser! Der Psychoanalytiker und Arzt Michael Lukas Moeller beschreibt in diesem Buch seinen Weg zu und seine Erfahrungen mit einer neuen Ernährungsform, der sogenannten »instinktiven Ernährung« oder Instinktotherapie: Auf dem Speiseplan steht ausschließlich Frischkost, das heißt frisches, ungekochtes Obst und Gemüse, das entsprechend den körperlichen Bedürfnissen und Vorlieben verzehrt wird.

In seinem Erfahrungsbericht, den er mit (Selbst-)Beobachtungen aus seiner ärztlichen und psychoanalytischen Praxis bereichert, kommt er zu dem Ergebnis, daß die instinktive Ernährung Gesundheit und Lebensfreude merklich steigert. Während man sich ihr stufenweise nähert, wächst die Fähigkeit, die Bedürfnisse des Körpers und der Seele wahrzunehmen. Moeller ruft dazu auf, die Ernährungsumstellung gemeinsam mit anderen zu wagen. Darüber hinaus diskutiert er die unterschiedlichen Ansätze in der Vollwert- und Frischkosternährung. Ein reichhaltiges Register mit Literaturhinweisen und Kontaktadressen beschließt dieses umfassende und anregende Buch.

Autor

Professor Dr. med. Michael Lukas Moeller, 1937 in Hamburg geboren, ist Arzt und Psychoanalytiker und gilt als einer der Begründer der Selbsthilfe-Bewegung. Seit 1973 hatte er in Gießen eine Professur für seelische Gesundheit inne. 1983 übernahm er den Lehrstuhl für Medizinische Psychologie an der Universität Frankfurt. Er hat bereits mehrere sehr erfolgreiche Sachbücher veröffentlicht: »Selbsthilfegruppen« (Rowohlt); »Anders helfen« (Klett-Cotta, Fischer); »Die Liebe ist das Kind der Freiheit« (Rowohlt); »Die Wahrheit beginnt zu zweit« (Rowohlt); »Der Krieg, die Lust, der Frieden, die Macht« (Rowohlt); mit H. J. Mauz: »Die Einheit beginnt zu zweit«; mit A. Schardt und W.-R. Schmidt: »Lebenshilfe im Fernsehen«.

Michael Lukas Moeller

Gesundheit ist eßbar

Ein Arzt lädt ein,
sich natürlich zu ernähren und
vom Kochen zu befreien

GOLDMANN VERLAG

Umwelthinweis:
Alle bedruckten Materialien dieses Taschenbuches
sind chlorfrei und umweltschonend.
Das Papier enthält Recycling-Anteile.

Der Goldmann Verlag
ist ein Unternehmen der Verlagsgruppe Bertelsmann

Genehmigte Taschenbuchausgabe der im
Waldthausen Verlag, Ritterhude,
vorliegenden Ausgabe

Umschlaggestaltung: Design Team München
Umschlagfoto: Waldthausen Verlag, Ritterhude
Satz: Uhl + Massopust, Aalen
Druck: Elsnerdruck, Berlin
Verlagsnummer: 13638
SK · Herstellung: Stefan Hansen/sc
Made in Germany
ISBN 3-442-13638-5

3 5 7 9 10 8 6 4 2

»Die Menschen dieser Welt sind vergnügt, wenn Leute ihnen beistimmen, und mißvergnügt, wenn Leute ihre Ansichten nicht teilen. Daß sie diejenigen lieben, welche ihnen zustimmen, und diejenigen ungern haben, welche von den ihren abweichende Meinungen vertreten, zeigt, daß sie meinen, sei seien besser als die anderen. Können aber Menschen, die vermeinen, sie seien besser als die anderen, wirklich besser als die anderen sein? Statt seine eigene Meinung gegen die vielen zu vertreten, ist es besser, die vielen einander vertreten zu lassen.«

*Tschuangtse**

* Lin Yutang (Hg) Laotse, Frankfurt, 1955: Fischer, Seite 156

Inhalt

Dieses Buch ist
meinem Freund Manfred
gewidmet

Vorwort

Außer regelmäßigen Fastenzeiten seit Mitte meiner Dreißiger Jahre und Sinn für köstliches Essen habe ich mich um die Art meiner Ernährung nie sonderlich geschert. Natürliche Ernährung beispielsweise war mir einfach unbekannt. Wie fast alle meine ärztlichen Kollegen war ich Laie in Sachen Ernährung. Seit drei Jahren hat sich das gründlich geändert. Es war fast Zufall, daß ich auf die Erkenntnisse einer kritischen Ernährungswissenschaft stieß. Meinen hier vorliegenden Erlebnisbericht habe ich ursprünglich für meinen Freundeskreis geschrieben. Ich hoffe, er regt zum Nachdenken an.

Was mich als Arzt und Psychoanalytiker, der auf unbewußte seelische Vorgänge zu achten gewohnt ist, besonders stutzig macht, ist die ungeheure Verleugnung, mit der die Masse der Menschen unbesorgt zu sich nimmt, was ihr gerade vorgesetzt wird. Zur Zeit halte ich diese unbekümmerte Einstellung für hochgradig selbstzerstörerisch. Wir bagatellisieren, daß wir uns mit dieser Form unserer täglichen Mahlzeiten selbst zugrunde richten. Das entspricht genau den Vorgängen, die wir der Umwelt gegenüber an den Tag legten und noch legen.

Wer heute nur die unfaßlichen Steigerungen im täglichen offenen und versteckten Verbrauch von Eiweiß, Fett und einfachsten Kohlenhydraten (Zucker und Weißmehlprodukte) seit der Jahrhundertwende zur Kenntnis nimmt, bekommt ein Gefühl für die schon selbstverständliche Schädlichkeit, die als »gesund und unbedenklich« auf unsere Tische gerät. Es steht zu erwarten, daß auch dieser Mißstand mehr und mehr entdeckt wird – analog zu den Enthüllungen, die durch die Frauenbewegung, die Friedensbewegung und die Umweltschutzbewegung gelungen sind. Es wäre zu hoffen, daß die neueren Publikationen zu einer vernünftigen Ernährungsbewegung beitragen.

Frankfurt, im März 1992 *Michael Lukas Moeller*

Kapitel 1

Ein langer Brief zur kurzen Einleitung

»Denkst Du wohl, Du kannst das Universum in die Hand nehmen und es vollkommener machen? Ich glaube nicht, daß sich dies tun läßt.«

*Laotse**

* Taoteking, 29. Lied, Zeile 1 und 2 übersetzt von Gia Fu Feng und Sylvia Luetjohann Haldenwang, 1978: Irisiana Verlag

Liebe Leserin, lieber Leser,

den Text, den Sie jetzt zur Hand haben, notierte ich ursprünglich für meinen Freundeskreis. Weil ich am Telefon schließlich eine Stunde benötigte, um neugierigen Anfragerinnen und Anfragern mein Abenteuer mit dem neuen Essen zu umreißen, und mir das zu zeitraubend schien, setzte ich mich zwischen Weihnachten 1988 und Neujahr 1989 hin und schrieb in wenigen Tagen diesen persönlich gehaltenen Bericht (nur weniges ergänzte ich im Sommer 1989). Er ist so spontan und vorläufig geblieben wie eine Erlebnisschilderung und enthält meinen heutigen Bewußtseinsstand. Wenn Sie selbst Lust haben auf diesen Weg, werden Sie bei sich beobachten, daß sich Ihre Kenntnisse fast täglich verfeinern, vereinfachen, ergänzen und verwandeln. Mir macht diese innere Bewegung großes Vergnügen. So ging ich heute beispielsweise mit vier Kindern Mittagessen zu einem biologisch geführten Gartenbaubetrieb, wo wir Himbeeren, Johannisbeeren, Erdbeeren und Kirschen selbst pflücken und gleich essen konnten. Für zwanzig Mark waren wir alle fünf satt und munter. Dieses Erlebnis ersetzte mir mehr als einen meiner früher so ersehnten und genußvollen Restaurantbesuche.

Viele möchten allerdings statt täglich umlernen zu lernen gleich am Anfang den festen Halt einer unumstößlichen Wahrheit. Damit hoffen sie, ihre verständliche Unsicherheit zu Beginn dieser »Verwandlung ihres täglichen Brotes« zu lindern. Sie verleugnen damit aber, daß sie selbst auf Entdeckungsreise gehen sollten. Mit einer allgemeinen Wahrheit, die leider auch viele Gesundheitsberater wie eine Moralpredigt verkünden, haben sie nichts gewonnen. Dann begännen Sie wieder zwischen den Aposteln hin und her zu schwanken. Fundamental bleibt für mich die Orientierung an sich selbst: Sie werden wieder ein feineres Gefühl dafür erlangen, wie Ihr körperliches, seelisches und geistiges Befinden beeinflußt wird durch das, was Sie gegessen haben. Damit **machen Sie sich zu Ihrem eigenen Maßstab**. Sie können sich nicht mehr betrügen, und Sie können von anderen nicht mehr betrogen werden. In einer Zeit, in der wir von Wissenschaft und Werbung weitgehend außengesteuert werden, ohne es wahrhaben zu wollen, ist diese Offenheit zu sich selbst, diese Richtlinie aus sich selbst heraus, ein unschätzbarer Gewinn.

Allerdings steht ihr etwas Mächtiges im Wege: die **bisherigen Gewohnheiten**. Sie sind eine Gewalt für sich, ein Mischmasch aus übernommenen Werbetexten, mütterlichen Ermahnungen, wissenschaftlichen Verkündungen, dem, was alle anderen essen und denken, schließlich dem, was eben verlockend in die Regale der Geschäfte gestellt wurde und blind auf den Tisch des Hauses, der Kantinen und der Restaurants kommt. Leider richtet sich auch der aktuelle persönliche Geschmack nach dem, was man gewohnt ist. Was der Bauer nicht kennt, das ißt er eben nicht. So werden Sie zu Anfang auch Ihren Kummer mit sich haben können: es verlockt oft das, was gut schmeckt, aber nicht gut ist. Vergessen Sie dann nicht Ihre einfache Freiheit: sich auszusuchen, was gut schmeckt und gut ist. Das erfordert zwar einmal Witz und Phantasie – Sie können später nachlesen, wie ich meine

Lust auf Bratensoße mit frischen Avocados und auf einen scharfen Ouzo mit Physalis stillte – die gewohnten Wonnen sind aber keine allzu große Hürde. Sie entdecken schnell, daß Sie mehr an neuen Lüsten gewinnen, als Sie an alten Schwelgereien verlieren.

Die seelische Arbeit besteht also darin, alte Gewohnheiten in neue, angemessenere zu verwandeln. Das ist meines Erachtens nach die Hauptleistung, will man anders, besser, gesünder, einfacher essen. Ist die neue Gewohnheit einmal gefestigt, dann erleben Sie in ihr einen großen Beistand: denn sie wirkt sich genauso positiv für das neue Essen aus wie vorher für das alte – *»Ich will mal ›was Richtiges‹ essen«* ist dann nicht mehr Eisbein mit Erbsenbrei, falls Sie je dazu neigten, sondern eine Schale frische Früchte. Und Sie werden selbst beobachten können, wie einst geschätzte Gerichte nach und nach fader schmecken, falls Sie einmal nach ihnen rückfällig werden sollten, während die neuen Genüsse an Glanz gewinnen.

Haben Sie übrigens **keine Angst vor gelegentlichen Ausrutschern**: sie helfen Ihnen in der Regel, die neue Linie zu halten. Gönnen Sie sich gelassen Fehler, aus denen Sie lernen können. Der Vergleich zum neuen Essen ist bei mir stets gegen die liebe alte Gewohnheit ausgefallen.

Zu dieser Gewohnheit muß ich aber noch die Katze aus dem Sack lassen. **Unsere tägliche Mahlzeit hat einen lebensgeschichtlichen Ursprung, der unbewußt entscheidend weiterwirkt: die Mutter**. Sie bildet sozusagen den Kern der Eßgewohnheit. Sie ernährte uns zu allererst und über viele Kindheitsjahre. Das Essen bleibt mit ihr eng legiert – auch wenn wir uns weit fort von der Mutter wähnen sollten. Das tägliche Brot ist der seelische Nachfolger der Mutter. **Die Auseinandersetzung mit dem Essen ist im Unbewußten stets eine Auseinandersetzung mit der Mutter.** Und das ist ein sehr schwieriges, wenn auch nicht aussichtsloses Unterfangen. Es wird meist übersehen, daß ein Umwandeln der Eßgewohnheiten seelisch gesehen zunächst eine **Abtrünnigkeit von der Mutter** bedeutet. Oder anders gesehen: wenn ich natürliche Ernährung empfehle und Ihnen damit die üblichen Mahlzeiten *wegnehme*, begehe ich **eine Art Mutterraub**. Unbewußt werde ich – wie jeder, der eine andere Ernährung vorschlägt – für Sie zum Mutterräuber, und Sie fühlen sich als Opfer einer Mutterberaubung. Das gilt auch für den Fall, daß Sie sich ganz freiwillig entschließen. Diese innere Lage bewirkt eine Fülle widersprüchlicher Empfindungen: ein Gefühl von Geborgenheitsverlust oder gar Heimatlosigkeit, wenigstens aber von einem viel größeren Aufwand, als es der Umstellung zum anderen Essen angemessen scheint; ein Nachtrauern, eine Gereiztheit, eine Wut sogar; die Neigung, jede Änderung strikt abzulehnen, eben weil sie unbewußt einer Trennung von der Mutter gleichkommt. Vor allem aber macht die Umstellung unbewußt starke Schuldgefühle – im Sinne einer **Trennungsschuld**, also einem schlechten Gewissen, die Mutter zu verlassen, der man wohl oder übel die eigene Existenz verdankt. Diese Schuldgefühle wirken wie ein mächtiger Magnet zurück zur Mutter und sind meiner Ansicht nach der maßgebliche Grund für ein Verbleiben bei der alten Kost (*das heißt: zum gewohnten Essen*). Als *Guy Claude Burger* im März 1989 seine erste Statistik vorlegte, die erstaunliche Heilerfolge seiner instinktiven Ernährung bei AIDS-Kranken und Testpositiven nachwies, war ich nicht nur über die sensationellen

Wirkungen erstaunt, sondern beinahe mehr noch über die hohe Zahl derjenigen, die trotz der selbsterlebten Besserung ihres Befindens bei dieser todesnahen Erkrankung zur alten Kost zurückkehrten und dann weitersiechten. (Insgesamt praktizierten 27 Männer das neue Essen in seinem Zentrum Chateau Montramé bei Paris mehrere Wochen lang. Nach Hause zurückgekehrt, gerieten 19 von ihnen wieder in den Sog der alten Gewohnheiten.) Es ist sehr ungünstig, daß diese tiefgehenden seelischen Vorgänge beim persönlichen Umstellungsentschluß, aber auch in den Ermahnungen der alten und der neuen Ernährungswissenschaft so vernachlässigt werden. Die Einsicht könnte vielen helfen, den Widerstand am richtigen Ort zu suchen: in sich selbst statt im neuen Essen.

Was kann man dagegen tun? Der einfachste Weg besteht darin, eine Weile fest bei der neuen Eßweise zu bleiben und die inneren Stimmungsschwankungen als notwendig anzunehmen. Hat sich einmal die seelische Bedeutung des neuen Essens in den Rang der üblichen Hauptmahlzeiten erhoben, zieht nämlich diese Art zu speisen die Mutterübertragung an sich. Dieser **Übertragungswechsel** geschieht ungefähr gleichzeitig mit der Verwandlung der Gewohnheit, ist jedoch seelisch etwas ganz anderes. Es war auf meinem Weg interessant zu beobachten, daß nach ungefähr einem halben Jahr instinktiver Ernährung ununterbrochen Einfälle und Erinnerungen an Naturkost in meiner Kindheit auftauchten. Während der Kriegsjahre in Schlesien sammelten wir riesige Körbe voll Himbeeren, Blaubeeren und Pfifferlingen. Wir hatten Brennesselsuppe auf dem Tisch. Und selbst die Umstellung auf Wasser als einzigem Getränk fiel mir vergleichsweise leicht, da ich mich bald an die schon vergessenen Worte meiner Mutter erinnerte, daß frisches Wasser das beste Getränk der Welt sei. Später in den Wohlstandsjahren ging das zwar alles verloren, dennoch schien es mir rückblickend so, als habe meine Mutter die Grundlagen des neuen Essens gelegt. So erlebte ich diesen Wechsel der seelischen Übertragung.

Heute starre ich staunend in die Töpfe und Schüsseln meiner durchgekochten Freunde und verstehe nicht mehr, wie sie essen können, was sie durch Erhitzen erst vieler Wertstoffe und seines Aromas berauben, um es dann nachträglich wieder aufzuwürzen. Vielleicht ist dieses unbegreifliche, wenn auch übliche Verfahren eine unerkannte Variante der Herrenmenschen, die Natur zu unterwerfen, um sich nicht mehr von ihr abhängig fühlen zu müssen. Wenn ich Kochen so betrachte, kommt es mir vor wie eine äußerst bizarre, umständliche, energieverschleißende, zeitraubende und teure Methode, um seine eigene Gesundheit zu belasten.

Anderen aber geht es anders. Mir scheint es zur Unterstützung der ersten Umstellungszeit **für viele sehr hilfreich zu sein, sich in kleinen selbständigen Gruppen zusammenzutun**, um durch den Austausch der Erfahrungen und der gesammelten Kenntnisse an ungetrübtem Genuß schneller zu gewinnen und innere wie äußere Hürden besser aufzulösen. Als einer, der sich für die Selbsthilfebewegung in der Bundesrepublik seit bald zwei Jahrzehnten maßgeblich einsetzte, kann ich das ganze Knowhow jetzt gut auf diesen Bereich der Ernährung anwenden. Es gibt einige Grundbedingungen zu beachten, wenn man eine solche Gesprächsgemeinschaft besseren Essens ins Leben ruft. Darüber habe ich zu Anfang des

Textes einiges ausgeführt (siehe: Ermutigung zur Kleingruppenbildung). Solche Gruppen können auch gemeinsame Unternehmungen planen: einen Aufenthalt in *Guy Claude Burgers* Zentrum, ein Seminar bei *Jamila Peiter*, einen Besuch des Gesundheitshauses im österreichischen Fuhrbach mit seinem 13 000 qm großen Wildpflanzengrundstück, Vorträge, die man sich immer wünschte, und so weiter. Diese Selbsthilfegruppen können sich aber auch ordnen nach **Betroffenen, die an bestimmten Erkrankungsformen leiden** – weitverbreiteten wie Rheuma, Übergewicht, Herz-Kreislaufkrankheiten, Krebs, weniger häufigen wie Schuppenflechte und Multiple Sklerose oder gar seltenen Schäden, die nach bisherigen Erfahrungen durch eine Umstellung der Ernährungsweise deutlich gebessert wurden. Damit helfen die Betroffenen einmal umgekehrt der wissenschaftlichen Fundierung des neuen Essens, ohne sich in Behandlungen mit ungewissem Erfolg zu strapazieren. Wer daran Interesse hat, braucht zunächst nur anzurufen, um sich in eine Gruppe seiner Wahl aufnehmen zu lassen. Die Erfolge des neuen Essens lassen sich in solchen Gemeinschaften einfach nachweisen. Viele andere Menschen, die ihre Skepsis vor der Wirkung einer anderen Ernährung noch nicht überwunden haben, werden dadurch vielleicht ermutigt. Diejenigen, die wie ich das Glück haben, ohne wesentliches Kranksein zum andern Essen zu kommen, können sich in solchen Gesprächsgemeinschaften natürlich ebenso zusammentun. Vorbeugen war schon immer günstiger als nachträgliches Therapieren. Und auch hier kann die Gruppe mehr als der einzelne.

Das mag jeder für sich entscheiden. Was ich an Eßweisen und Gruppenvorgehen darstelle, ist nicht mehr und nicht weniger als ein Angebot, das Sie nutzen können oder nicht. Ich möchte nur mein neues Verstehen des so selbstverständlich unbedachten täglichen Essens aufzeigen. Da bin ich ganz meinem Beruf als Psychoanalytiker treu, der auch nicht mehr macht, als den Betroffenen **»neue Bedeutungszusammenhänge«** für ihre seelischen und körperlichen Symptome anzubieten.

Gegen die sogenannten *Überzeugungstäter*, gegen jene Menschen also, die andere mit ihrer Wahrheit fanatisch dominieren, indem sie am liebsten Vorschriften machen, kann man mit Recht skeptisch sein. Sie bleiben nicht bei sich. Sie übertönen ihre Selbstunsicherheit mit diesem energischen Auftreten. Sie lassen die grundlegende Selbstbestimmung außer acht und fuchteln im Innern ihrer Nächsten herum, wo sie wirklich nichts zu suchen haben. Dieser ***Gesundheitsimperialismus***, also das aufdringliche Behelligen anderer Menschen mit besserem Wissen, ist unter den neuen Essern ebenso verbreitet wie unter den alten Kalorienzählern. Das ruhige eigene Vorbild hat stets den stärksten Einfluß – auch in der eigenen Familie. Meine elfjährige Tochter Nina, die erst einige Schritte zum neuen Essen gemacht hat, weist mich immer darauf hin, einfach so zu essen, wie ich es für gut finde, und nicht darüber noch kluge Bemerkungen zu machen. Mir ist dazu als schönste Erinnerung ein Bericht von Tschuangtse über die altchinesischen Philosophierichtungen im Sinn.* Dort nannte er jeweils die Namen der großen Vertreter und fügte hinzu: *»Sie hörten von dieser Auffassung und liebten sie.«* Das scheint mir ehrlich zu

* Tschuangtse »Die Hauptströmungen des Denkens« in: L. Yutang (Hg) Laotse, Frankfurt, 1955: Fischer Verlag, S. 24–34.

sein. Es geht nicht nur um die Wahrheit, vielmehr um die Zuneigung – auch zu den unterschiedlichen Eßformen. Ohne diese Bindung will nichts recht gelingen. Sie beginnt sich mit dem Lesen zu entwickeln. Die Änderung vollzieht sich zuerst im Kopf und dann im Bauch. Ich habe einige Bücher verschlungen, ehe ich den ersten neuen Bissen tat. Das liegt nun nicht jedem, die meisten wollen es kurz und klar hören. Nicht zuletzt deswegen schrieb ich auch meinen Bericht – zum Nachvollziehen. Es ist wie in einem guten Zwiegespräch der Versuch, mein Selbstporträt zu entwerfen, damit Sie mich miterleben können und besser in der Lage sind auszuwählen, was Ihnen liegt.

Meine Erkundungen ergaben für mich: **fast ausnahmslos wird von denen, die sich intensiv mit dem neuen Essen befassen, die frische, naturnahe, unerhitzte Kost als die bestmögliche angesehen.** Abstriche scheinen nur gemacht zu werden, weil viele unter diesen Experten ihren Lebensunterhalt mit entsprechender Aufklärung verdienen und die wenigen Interessierten nicht durch eine Überdosis an ungewohnten Speisen verprellen wollen. Aber selbst diese einzige, für den täglichen Tisch revolutionäre Einsicht *natürliche Ernährung* hat noch viele Variationen. Ich begann mit ***Schnitzers*** **Intensivkost** für anderthalb Jahre, bevor ich auf ***Burgers*** **instinktive Ernährung** überging (ich blieb bis heute bei ihr mit der Ausnahme vielleicht, daß ich Nüsse statt tierischen Eiweißes bevorzuge). Dann lernte ich im Bereich der frischen Kost noch andere kennen (siehe Buchhinweise):

Die **Diät von *Joseph Evers***, der mir wegen seiner gütigen, großväterlichen Art, frische Nahrung zu empfehlen, besonders am Herzen lag.

Der ergriffen-fanatische Bericht des Iraners *A. T. Hovanessian* (**Aterhov**), der durch ungünstige, wenn auch übliche Ernährung schwer erkrankte, seine beiden Kinder daran sterben sah und nun vehement für die Rohkost eintritt. (Er schrieb fast an alle großen Staatsführer der Welt und erhielt – beispielsweise von de Gaulle – bestätigende, einsichtige Antworten, die nicht nur einem »Abwimmeln« gleichkommen.)

Die »Kraftquelle Rohkost« des englischen Frauenpaares ***Leslie* und *Susannah Kenton.***

Die **Vitalernährung** von ***Jamila Peiter***, die etwa einem vegetarischen, instinktiven Essen nach Burger entspricht.

Die Früchteernährung von ***Helmut Wandmaker***, der gegen alle Widersacher zu Felde zieht.

Die **»Sonnenkost« der Natural Hygiene**, einer nordamerikanischen Ärztegruppe, die sich schon 1822 zusammenfand und heute in den Bestsellern des **Paares *Diamond*** und durch die Publikationen des Waldthausen Verlages verbreitet wird.

Die **»Urmedizin« von *Chrysostomos*** (Pseudonym eines bekannten Bestsellerautors), die mich wegen ihres Grundkonzeptes, ihrer sorgfältigen Recherchen und ihres Eintretens für Wildpflanzen zur Zeit trotz ihres maßlosen Umfanges fasziniert.

Diese Auffassungen verstärken sich wechselseitig. Das Ungewohnte so vielfältig vertreten zu sehen, macht es unversehens vertraut. Gemeinsam tragen sie die jahrtausendalte Tradition weiter, so zu essen, wie die Menschen üblicherweise aßen: vom Baum, vom Strauch, vom Feld. Tatsächlich ist der menschliche Organismus auf diese frischen Sachen hin entworfen – von der Zahnform über die Darmlänge bis hin zu feineren Stoffwechselreaktionen. Die fünf bis zwanzig Millionen Jahre ungekochter und unverarbeiteter Ernährung von der Hand in den Mund – die Zeit der Menschwerdung in warmem, subtropischem, früchtereichem Klima – ist maßgebend. Die historische Zeit – die ersten Kochgeräte stammen aus einer Zeit vor circa 10 000 Jahren – ist zu kurz für eine wesentliche genetische Änderung.

Die Befürworter des neuen uralten Essens unterscheiden sich nur durch den Grad der Annäherung an die natürliche Ernährung – im wesentlichen dadurch, ob sie noch Zubereitungen (beispielsweise Salate) empfehlen oder gleich bei den ganzen Früchten, Knollen und Blättern bleiben. Zunächst klingt das wirklich sehr fremdartig, wenn nicht gar verschroben. Man denke aber daran, daß jede neue Idee anfangs so abseitig wirkt. Für mich ist die neue Perspektive schon zur üblichen Welt geworden. Ich empfehle die genannten Autoren/-innen nach Lust zu lesen (siehe Buchhinweise). Ihren Argumenten kann man sich nicht verschließen. Die Erfolge werden Sie in den ersten Wochen spüren. Sie können jede Diät und alles Kalorienrechnen vergessen. Sie werden ohne zu hungern schlank und vertiefen Ihre Gesundheit. Das ist so gut wie sicher. Die Perspektive, die durch die instinktive Ernährung entworfen wird, macht ein altes **Lebensgesetz** wieder deutlich: daß nämlich **gesund ist, was gut schmeckt.** *La santé par le plaisir* – Gesundheit durch genießerisches Vergnügen – mit diesem Slogan trifft *Guy Claude Burger* ins Schwarze. Man kann sich fragen, warum nicht eher einer auf diese einleuchtende Idee gekommen ist. Vielleicht deswegen, weil es nur für jene Nahrung gilt, die ganz naturbelassen geblieben ist.

Natürlich ist die Natur heute nicht mehr natürlich. Wenn Früchte und Gemüse über Jahrhunderte aus den Wildformen gezüchtet worden sind (für den heutigen hexaploiden Weizen gibt es keine Urform mehr); wenn Tomaten auf Grodan – einem glaswolleähnlichen Kunstprodukt – wachsen und per Computer nur noch jene Nährstoffe erhalten, die eine begrenzte Wissenschaft bisher herausbekommen hat; wenn die Kunstdüngung schon von Staats wegen eingeschränkt werden muß; wenn ohne eine kräftige Portion an Pestiziden nichts Frisches mehr zu haben ist – denn inzwischen findet sich die Agrarchemie schon im »natürlichen« Regen; wenn schließlich Schwermetalle – Blei, Quecksilber, Cadmium – der natürliche Schimmer auf allen Naturwaren auch aus biologischem Anbau sind, – dann weiß man kaum noch, ob das Wort Natur für diese Nahrung nicht die einstige Natur verhöhnt. Wir können uns nur noch annähern an die menschengemäße Ernährung, die über Jahrmillionen unser Leben und unsere Gesundheit sicherte. Aber man sollte deswegen nicht in den Fehler verfallen, nun das Kind mit dem Bade auszuschütten und jede natürliche Eßweise resigniert aufzugeben oder zu verdammen.

Was mich als Arzt und Psychoanalytiker, der auf unbewußte seelische Vorgänge zu achten gewohnt ist, besonders stutzig macht, ist die **ungeheure Verleugnung, mit der die Masse der Menschen unbesorgt zu sich nimmt, was ihr gerade vorgesetzt wird.** Zur Zeit halte ich diese unbekümmerte Einstellung für hochgradig selbstzerstörerisch. Wir bagatellisieren, daß wir uns mit dieser Form unserer täglichen Mahlzeiten selbst zugrunde richten. Das entspricht genau den Vorgängen, die wir der Umwelt gegenüber an den Tag legten und noch legen. Die Vergiftung der Erde, sagte kürzlich sogar der amerikanische Präsident (am 31. 5. 89 in Mainz), hat bereits mehr Verwüstung angerichtet als die Kriege: vergiftete Flüsse und den sauren Regen nannte er eine subtilere und heimtükkischere Gefahr als die Kriegseinwirkungen, die Europa zerstört hatten. Ich glaube, daß **die unbemerkte Selbstzerstörung durch unser täglich Brot** eine noch dramatischere Gefahr sein dürfte – falls Steigerungen angebracht sind. Es ist erschütternd, sich bewußt machen zu müssen, daß unser tiefstes Symbol für das Leben, die Mutter, untrennbar mit unserer ungesunden Eßweise verbunden ist.

Wer heute nur die unfaßlichen Steigerungen im täglichen, offenen und versteckten Verbrauch von Eiweiß, Fett und einfachsten Kohlenhydraten (Zucker und Weißmehlprodukte) seit der Jahrhundertwende zur Kenntnis nimmt, bekommt ein Gefühl für die schon **selbstverständliche Schädlichkeit, die als *gesund und unbedenklich* auf unsere Tische gerät.** Es steht zu erwarten, daß auch dieser Mißstand mehr und mehr entdeckt wird – ganz analog zu den Enthüllungen, die durch die Frauenbewegung, die Friedensbewegung und die Umweltschutzbewegung gelungen sind. Es wäre zu hoffen, daß die genannten und zahlreiche weitere Publikationen zu einer vernünftigeren Ernährungsbewegung beitragen.

Glücklicherweise werden in letzter Zeit mehr und mehr Untersuchungen bekannt und durchgeführt, die Erfahrungen auf dem Gebiet besseren Essens auch wissenschaftlich einwandfrei belegen – beispielsweise die laufenden Vegetarierstudien in Berlin, Heidelberg und Gießen; die in Archiven vergrabenen Befunde, auf die *Ralph Bircher* aufmerksam machte; oder die fünfzig sorgfältig belegten Heilungen von Krebs in der Klinik von Gerson. Mich beeindruckten die Antworten von 4702 Personen, die nach den Empfehlungen von *Schnitzer* aßen (siehe Buchhinweise).

Solche Ergebnisse können natürlich einer hochtechnologisierten Nahrungsindustrie, die an jedem neuen Verarbeitungsschritt ihren Gewinn macht, nicht am Herzen liegen. Wahrscheinlich werden sie deswegen in einer Zeit, in der die Werbung unser Bewußtsein stärker prägt, als wir ahnen, so gut wie nicht bekannt.

Beweise durch gelebtes Leben überzeugen mich allerdings manchmal mehr als wissenschaftliche Deklarationen. In dieser Hinsicht erscheint mir der Ernährungsexperte *Dr. Norman Walker* ein Vorbild. Er schrieb noch mit 113 Jahren wissenschaftliche Bücher und starb erst 1985, 116 Jahre alt, in London. Natürlich ist auch das Streben nach hohem Alter kritisch zu betrachten. Lohnt es denn heute noch zu überleben? Es kommt vielleicht nicht darauf an, wie alt wir werden, sondern, **wie** wir alt werden. Jeder mag das für sich entscheiden. Ich hätte nichts einzuwenden gegen ein hohes Alter bei bester Gesundheit. Norman Walker arbeitete bis zuletzt in seinem Garten und fuhr rüstig mit dem Fahrrad. Das gefällt mir.

Aber es geht mir nicht so sehr um meine ferne Zukunft in Gestalt eines langen Lebens, das möglicherweise von Ernährungsweisen gänzlich unbeeinflußt bleibt. Es geht mir zunächst um mein gutes Befinden hier und jetzt: Und da ist die Ernährungsfrage zwar nicht alles, aber ohne gute Ernährung ist alles nichts. Beinahe schäme ich mich für eine Medizin, die ich erlernt habe, ohne einen Hauch von jenem Ernährungswissen zu erfahren, auf dem die einfachste und effektivste Vorbeugung der meisten heutigen Krankheiten beruhen könnte.

Allerdings möchte ich gerade zu einem Bericht über Essen betonen, daß **Ernährung nicht die ganze Gesundheit bringen kann**. Meine persönliche Rangreihe für ein genügend gutes Dasein, das mein Leben nicht unnötig verkürzt, beginnt mit der **Qualität der Beziehungen** zu denen, die mir nahestehen. Aus ihnen stammt auch mein seelisches Befinden. Denn wir sind seelisch nicht viel anders, als die wesentlichen Beziehungen, die wir vor allem in den ersten Kindheitsjahren erlebten und verinnerlichten. Eine Psychotherapie dort, wo sie angebracht ist, kann mehr bewirken als jahrelange Gesundheitskost.

Dann kommt für mich zweitens die **Bewegung**. Ich erinnere mich noch gut der Worte von Paavo Airola: wer gesund ißt und sich zuwenig bewegt, lebt ungesünder als einer, der junk-food schlingt und sportlich bleibt.

Schließlich ist drittens die Basis jeden guten Lebens der optimale Streßpegel, Ruhe, Rast und **innere Gelassenheit**. Sie hängt natürlich wesentlich von unserer persönlichen Lebensgeschichte ab, also den inneren Konflikten, dem Grad innerer Unfreiheit – wie eben angedeutet –, ist aber auch den eigenen Bemühungen zuzuschreiben, inwieweit es uns gelingt, unseren Alltag so zu gestalten, daß er frei ist von zu hohen Belastungen. Heutige psychosomatische Ärzte können die Krankheitsbereitschaft eines Menschen anhand der lebensverändernden Ereignisse im letzten halben Jahr über eine Belastungspunktzahl ermitteln.

Das wird vor allem durch die eigene Erwerbsarbeit,

durch den **Beruf** und den Arbeitsplatz mitbestimmt. Arbeitsunzufriedenheit gilt als der stärkste Krankmacher.

Erst dann käme die Ernährung bei mir – an fünfter Stelle also. Es gibt darüber hinaus noch **Licht (Sonne)** und **frische Luft**, die nach Aussagen des Bundesgesundheitsamtes allerdings nirgends mehr auf der Welt existiert. Doch gehören wir im Zeitalter der Verstädterung der Erde fast alle zu der Spezies der Zimmerlinge, die im Fernsehsessel ihr Nesthockerdasein fristen und das ursprüngliche Leben im Freien mehr als nötig hätten.

Das sind meine ***seven doctors***. Die Ernährung hat unter ihnen einen praktischen Vorzug: sie ist am einfachsten zu ändern und bewirkt sichtbar schnell und selbst überprüfbar ein neues Wohlbefinden.

Soweit mein Plädoyer, liebe Leserin, lieber Leser, das tägliche Brot zu überdenken. Ihnen steht ein dreifacher Genuß bevor, meine ich versichern zu können: ein ungeahnter Aromareichtum beim neuen Essen, wenn sich Ihr Geschmack wiedergefunden hat; täglich viel mehr Zeit für die eigene Emanzipation jenseits der Küche (denn natürliche Ernährung ist auch ein entscheidender Beitrag zur Selbstvereinfachung): keine langwierige Zubereitung, keine Töpfe, kein Herd, kein Energieverschleiß, kein Abwasch – das ist schließlich auch nicht zu verachten –; vor allem aber eine lebendige Gesundheit, die so gut wie alles mit anderen Augen sehen läßt.

Herzlich
Ihr
Michael Lukas Moeller

Kapitel 2

Ernährungsbedingte Krankheiten

»Die Vernunft beginnt bereits in der Küche«
Friedrich Nietzsche

Mich verblüffte die Auflistung der nachweislich ernährungsbedingten Erkrankungen, die ich zufällig in einem kleinen Büchlein von *Ilse Gutjahr* (Tierisch eiweißfrei) las. Es gibt viele solcher Zusammenstellungen. Diese stammt aus dem Umkreis des Arztes *M. O. Bruker*. Ähnlich wie bei den seelisch bedingten Einflüssen sind auch die ernährungsbedingten Momente allgegenwärtig, man kann sie nicht nur auf diese oder jene Erkrankung festlegen, vielmehr bilden sie das Fundament von Gesundsein und Erkranken. Dennoch öffnete mir die Liste die Augen – mehr noch: sie bewirkte eine Art vorwegphantasierten Leidensdruck, einmal zu dem Kreis der Betroffenen zu gehören. Dafür besteht für jeden eine hohe Wahrscheinlichkeit, wie der anschließenden Zusammenstellung der Millionen von Kranken mit bitterer Leichtigkeit zu entnehmen ist. Eine gleichsam gefestigte Phantasie, unter bestimmten Umständen an diesem oder jenem Leiden zu erkranken, gehört in meinen Augen zu den zentralen Fähigkeiten einer persönlichen Gesundheitsvorsorge. Sie ist also ein Herzstück der Gesundheitsbildung, das nicht mit krankhafter Hypochondrie verwechselt werden darf. Um diese überstiegene Krankheitserwartung sollte man sich allerdings entschieden weniger sorgen als um die allgemein verbreitetere, offensichtlich seligmachende Verleugnung der persönlich zu verantwortenden Nachlässigkeiten im Gesundheitsverhalten. Nachdem ich als Vertreter der Bundesregierung in Genf an einer Tagung der Weltgesundheitsorganisation zu seelischen und körperlichen Problemen des Alters teilgenommen hatte, war ich in der mißlich glücklichen Lage, zwei neue Klarheiten über meine Lebenszukunft gewonnen zu haben: *multipler Objektverlust* – das heißt vielfaches Verlieren derjenigen, die einem nahestehen – und *Multimorbidität* – das heißt das Erkranktsein nicht nur an einem, sondern gleich an mehreren Leiden – lautet unser übliches Altersschicksal. Seitdem – seit meinen frühen Dreißiger Jahren – achte ich sorgfältiger auf meine Beziehungen und Freundschaften wie auch auf ein gesundheitsbewußteres Leben.

Sie haben nun die Auswahl aus diesem fatalen Menü menschlicher Leiden – aber eben deswegen können Sie ihnen durch natürliche Ernährung auch besser vorbeugen. Ilse Gutjahr faßt in ihrer Einleitung folgende nachweislich ernährungsbedingte Krankheiten zusammen:

1. der Gebißverfall, die Zahnkaries und die Paradontose
2. die Erkrankungen des Bewegungsapparates, die sogenannten rheumatischen Erkrankungen, die Arthrose und Arthritis, die Wirbelsäulen- und Bandscheibenschäden
3. alle Stoffwechselkrankheiten wie Fettsucht, Zuckerkrankheit, Leberschäden, Gallensteine, Nierensteine, Gicht usw.
4. die meisten Erkrankungen der Verdauungsorgane wie Stuhlverstopfung, Leber-, Gallenblasen-, Bauchspeicheldrüsen- sowie Dünndarm- und Dickdarmerkrankungen, Verdauungs- und Fermentstörungen
5. Gefäßerkrankungen wie Arteriosklerose, Herzinfarkt, Schlaganfall und Thrombosen
6. mangelnde Infektabwehr, die sich in immer wiederkehrenden Katarrhen und Entzündungen der Luft-

wege, den sogenannten Erkältungen und in Nierenbecken- und Blasenentzündungen äußert, sowie
7. manche organische Erkrankungen des Nervensystems
8. auch an der Entstehung des Krebses soll die Fehlernährung in einem gewissen Maße beteiligt sein
9. Hauterkrankungen und allergische Leiden (etwas später erwähnt)

Die Aufstellung ist noch verhalten. *Airola*, ein amerikanischer Gesundheitspapst, hält beispielsweise in seiner Schrift über Krebs das Problem im Grunde schon für gelöst. *G. C. Burger, Chrysostomos* und die Ärzte *Vattilaro* und *Nolfi* haben sich durch Ernährungsumstellung von ihrem schweren Krebsleiden geheilt und in ihren Büchern darüber ausführlich berichtet. *Max Gerson* legte eine gründliche Dokumentation von 50 in seiner Klinik geheilten Krebskranken vor. Das können für mich keine Hirngespinste mehr sein. Die großen Vegetarierstudien von Heidelberg, Berlin und Gießen belegen nun auch die geringere Krebshäufigkeit bei denen, die sich gesundheitsbewußt, wenn auch noch *gekocht* ernähren. Das maßgebliche amerikanische National Cancer Institute hält inzwischen die Ernährung für den entscheidensten Faktor im Krebsgeschehen und empfiehlt – nach einem Vergleich der Ernährungsgewohnheiten mit der nationalen Krebshäufigkeit in zahlreichen Ländern – als Mindestmaßnahme eine starke Fettreduktion auf weniger als ein Drittel (32%) der Gesamttageskalorien (*Cohen* 1988). Für mich lohnt sich nach diesen Erfahrungen auf alle Fälle eine persönliche Krebsprophylaxe durch natürliche Ernährung.

Wer sich nun in voller Gesundheit der natürlichen Ernährung zuwenden will, stärke seinen Entschluß anhand der Versammlung aller Kranken in der Bundesrepublik, denen zuzugehören er oder sie vorbeugen möchte (nach einer Aufstellung von *Chrysostomos* aus der ZEIT Nr. 22, 1988):

12 Millionen sterben vorzeitig an Krebs
18 Millionen an Herz- und Kreislaufleiden
10 Millionen leiden an Rheuma
9 Millionen an Allergien oder Neurodermitis
6 Millionen an chronischer Migräne
2 Millionen an Schuppenflechte
3 Millionen Männer an Prostatabeschwerden
5 Millionen Frauen an chronischer Verstopfung
12 Millionen an Kopfschmerzen

Die Wahrscheinlichkeit erscheint mir groß, über kurz oder lang zu dieser Mehrheit der Leidenden zu gehören, wenn man nicht ein wesentliches Moment in der Entstehungsgeschichte dieser Erkrankungen beachtet: die eigene Ernährungsweise. Sie wirkt sich nicht sofort nachteilig aus, sondern erst nach Jahrzehnten – die englischen Forscher *Cleave* und *Campbell* stellten die *Regel der zwanzig Jahre* auf, die sich durch den steilen Anstieg von Übergewicht, Herzinfarkt und Zuckerkrankheit in der Bundesrepublik ab 1969, zwanzig Jahre nach Währungsreform und Wohlstandsbeginn, national bestätigte. Eine Entlastung ergibt sich bei einer Umstellung der Ernährung aber schon nach Wochen, die positive Wirkung vertieft sich ebenfalls über Jahre. Bis dahin hat man an sich selbst erfahren, daß es ebenso viele abgestufte Formen des Gesundseins wie des Krankseins gibt.

Kapitel 3

Ermutigung zur Kleingruppenbildung

»Wenn der liebe Gott
noch einmal auf die Erde käme,
käme er als Gruppe«

Moreno
Begründer des Psychodramas

Mit diesem persönlich gehaltenen Erlebnisbericht möchte ich nicht nur zu einem ähnlichen *Selbstprojekt* beim täglichen Essen ermutigen, sondern zur Gruppenbildung anregen. **Alle Erfahrungen zeigen, daß die Gruppe mehr kann als der einzelne.**

- Die Gruppe versammelt mehr Kenntnisse und Erfahrungen als ein noch so geschickter einzelner es könnte.
- Die Gruppe ermöglicht auf dem Weg zum neuen Essen einen lebendigen Austausch über die eigenen Erlebnisse, die in hohem Maße von unbewußten seelischen Barrieren beeinflußt sind – wie die Verwandlung der Gewohnheiten und die Abtrünnigkeit vom Mutterbild in den üblichen Mahlzeiten.
- Die Gruppe erhöht den Informationsfluß, was auf diesem Gebiet, in dem sich alle möglichen kleinen und großen Propheten herumtreiben, dringend nötig ist – besonders auch zur Stärkung der persönlichen Haltung gegen den ahnungslosen Großteil heutiger Ärzte, die von Ernährung nie Wesentliches gehört haben und daher zu massiver Abwertung neigen.
- Die Gruppe kann auch Mitglieder umfassen, die an einem bestimmten Leiden erkrankt sind; damit kann sie auf ganz spezifische Bedürfnisse eingehen, vor allem aber auch Heilungserfolge besser sichern und skeptische Zauderer ermutigen.
- Die Gruppe kann gemeinsame Aktivitäten planen – so möchte ich eine Gruppe Interessierter gewinnen, die

ein Seminar (in Deutsch) bei *Guy Claude Burger* mitmachen; auch ein Besuch interessanter Einrichtungen, die Organisation von Vorträgen läßt sich so einfacher realisieren.
- Die Gruppe erlaubt regional, Einkaufsgemeinschaften zu bilden und spart damit Nerven und Geld.

Solche Gruppenbildungen sind an überregionale und regionale Zentren gebunden – Orte nämlich, über die Interessierte miteinander in Kontakt treten können.

Ein Netzwerk für Selbsthilfegruppen existiert bereits und kann dafür gut genutzt werden: Die Nationale Kontakt- und Informationsstelle zur Anregung und Unterstützung von Selbsthilfegruppen (NAKOS, Albrecht-Achilles-Straße 65, 1000 Berlin 31, Telefon 030/8914019). Sie vermittelt an über hundert regionale Kotaktstellen in bundesdeutschen Städten weiter, die bei allen Fragen helfen können. Wesentlich ist natürlich, zunächst eine Interessentenliste vor Ort zusammenzustellen – ich schlage vor unter dem Stichwort ***Natürliche Ernährung***. Wer initiativ werden will, erwarte nicht, von den Kontaktstellen bedient zu werden. *»Willst Du etwas gemacht haben, dann tue es selber.«* Vor allem müssen die Mitarbeiter dort erst einmal aufgeklärt werden, welches Ziel man verfolgt. Dann allerdings stehen sie in der Regel tatkräftig bei – zum Beispiel durch Kleinanzeigen oder noch besser durch Vermittlung an die Sozialredaktion der lokalen Zeitung, die mit den ersten Interessenten einen kleinen Bericht bringt und auf diese Weise das Vorhaben breiter bekannt macht. Für das Rhein-Main-Gebiet kann diesen Beistand die Selbsthilfeberatungsstelle am Universitätsklinikum Frankfurt leisten (Sandhofstr. Haus 74,

6000 Frankfurt 70, Telefon 069/63017480). Wir bieten hier auch überregional Interessenten mit bestimmten Leiden Gelegenheit, sich zusammenzufinden, um durch den Vergleich begleitender ärztlicher Untersuchungen die Ernährung als wesentlichen Heilfaktor zu bestätigen und andere Betroffene zu ermutigen. Zunächst genügt ein Anruf, um sich in eine entsprechende Interessentenliste aufnehmen zu lassen. Bei genügend Anmeldungen wird zu einem ersten Treffen eingeladen.

Wo es keine solche Anlaufstelle gibt, empfiehlt sich eine Bekanntgabe in regionalen Zeitungen per Kleinanzeige oder in überregionalen Zeitschriften, die sich Ernährungsfragen besonders widmen – das sind in der Bundesrepublik u.a. *Der Naturarzt, Lebenskunde, Gesund und Natürlich* sowie zahlreiche größere, aber weniger zielgruppenorientierte Illustrierte wie *Ökotest, Bio* und *Natur – Chancen*. Jeder kann für sich eine solche Anlaufstelle zur Sammlung von Interessierten werden – in der Regel mit sehr geringem Aufwand.

Die Gruppen sind aber auch auf ein entsprechendes Know-how angewiesen – nicht viel, doch wesentlich, um die Gruppe nicht vorzeitig scheitern zu lassen. Da ich mich sehr viel mit Kleingruppenbildungen befaßt habe, weiß ich um die unauffälligen Tücken gut Bescheid.

- Die Gruppe sollte nicht weniger als sechs und nicht mehr als zwölf Personen umfassen. Das heißt konkret: eine größere Gruppe sollte sich teilen, eine kleinere sollte weitere Mitglieder suchen.
- Die Dauer der Treffen sollte zwei Stunden nicht übersteigen, sonst sinkt die Aufmerksamkeit zu stark, und das Treffen wirkt strapazierend.

- Die Regelmäßigkeit der Treffen ist für den Zusammenhalt entscheidend. Je stärker die Erlebnisverarbeitung wird, desto häufiger sollte man sich treffen – ideal einmal wöchentlich. Wenn es nur um Aktivitäten und Informationen geht, genügt ein Treffen alle drei Monate.
- Existieren in einer Region mehrere Gruppen, sollte in größeren Abständen ein Gesamttreffen vereinbart werden, um den großen Verbund nicht aus den Augen zu verlieren.
- Selbstverständlich sind alle gleichberechtigt. Die Gruppe leitet sich als Ganzes selbst. Nur einer, der die Treffen organisiert, ist nötig, und diese Aufgabe sollte unter den Gruppenmitgliedern rotieren.
- Jeder sollte von allen anderen Anschriften und Telefonnummern haben (Fotokopie), damit man zwischendurch und in besonderen Fällen Kontakt aufnehmen kann.
- Die Gruppe kann sich reihum privat oder an einem geeigneten neutralen Ort treffen.
- Die Bekanntgabe nach außen sollte regelmäßig durch Kleinanzeigen oder ähnliches garantiert sein, denn Gruppen neigen sehr dazu, sich abzuschließen, wenn sie sich einmal gebildet haben, und dadurch die Chance zu vergeben weiterzuwirken.

Zu den Zielen der Gruppenbildung gehören also: persönliche Entlastung, besonders zu Beginn des neuen Essens; Bereicherung der eigenen Erfahrung; bessere und billigere Versorgung; und die dringend notwendige Gelegenheit, das Erfahrungswissen im Bereich der neuen Ernährung wissenschaftlich unverzettelt zu belegen.

Es wird sich zeigen, wie viele ein solches gemeinschaftliches Vorgehen dem Einzelgängertum vorziehen. Haben Sie Mut, sich auf diesen Weg einzulassen, auch wenn er Ihnen ungewohnt erscheint. **Gemeinsam sind Sie stärker**.

Kapitel 4

Warum ich mich besser ernähren wollte

»Wenn es auf Erden richtig zuginge,
brauchten wir nicht die Hoffnung
auf ein Himmelreich.«

*Franz Konz**
alias Chrysostomos

* 1000 ganz legale Steuertricks. München 1989, Knaur Seite 247**

Es war ein langsamer, fließender Übergang. Einige Momente ergaben den Anfang. Andere kamen nach der Umstellung hinzu. Die Motivationen änderten sich im Laufe der Zeit.

1. Ich wollte mich **körperlich** so wohl wie möglich fühlen. Das entspricht zwar auch einer gesundheitlichen Motivation, vor allem aber ist es ein »sinnlicher«, mit der eigenen Natur verbundener Beweggrund. Ich hatte immer einen Vorbehalt gegen eine Geringschätzung des eigenen Körpers, der für mich die maßgebende persönliche Wohnung ist. Darüber hinaus liegt darin ein **erotischer Wunsch**. Die Liebeslust war bei mir immer abhängig von meinem körperlichen Befinden.
2. 1984 und 1985 hatte ich im Winter **ununterbrochen Erkältungen**. Das wurde mir zuviel, machte mir zeitweise sogar angst. Es lag am Umzug in eine Großstadt. Ich war offen für einen neuen Weg.
3. Ich kam in ein **Alter (49)**, in dem bei Freunden überall Beschwerden auftraten. Dem wollte ich **vorbeugen**, zumal mir klar war, daß die sogenannten **Alterskrankheiten** meist hausgemacht waren. Nachdem ich mich schon ein halbes Jahr nach *Schnitzer* ernährte, starben kurz hintereinander zwei sehr gute Freunde an **Magenkrebs** – wie einst mein Großvater und mein Vater. Mein etwas jüngerer Bruder war an **Brustkrebs** (wie meine Mutter) erkrankt, erlitt 1988 massive Rezidive und starb 1989. Dadurch wurde dieser Beweggrund

todernst. Er findet laufend neue **Verstärkung durch Leiden, die auch zu den ernährungsbedingten gezählt werden:** Hüftoperationen, Zahnprothesen, Rheuma, Adipositas, Grauer Star, Bluthochdruck, Multiple Sklerose, Herzinfarkt bei denen, die mir nahestehen.

4. Zwei Jahre lang begleitete ich Selbsthilfegruppen von **AIDS-Kranken**. Es ist wohl kein Zufall, daß ich in dieser Zeit auch meine Ernährung umstellte – wie es die Testpositiven und manifest Erkrankten tun.
5. Schon immer hatte ich etwas übrig für **orale Experimente:** meine sechsundzwanzig chinesischen Teesorten, meine Gerichte auf »Ölbasis«, meine Riesling-trocken-Weinperiode, meine Champagnervergleiche, meine Sammlung von Wassern aus sieben Quellen in der Umgebung von Gießen (für guten Tee) gehören dazu. Es war also auch diese **Neugier**, die Lust, etwas zu erproben.
6. Im Zuge des allgemein ansteigenden **ökologischen Bewußtseins** traf ich auf immer mehr Nachrichten zu schlechten und guten Lebensmitteln. Das sensibilisierte mich.
7. In einer Leistungsgesellschaft sprechen alle indirekt von Optimierung. Ich hatte seit langem ein persönliches Projekt vor, den **Alltag zu optimieren**. Meine Psychoanalytiker-Selbsthilfegruppe hat den Boden dazu mitbereitet: Ballast abwerfen lautete einer unserer Slogans.
8. Seitdem ich das Gefühl gewann, daß ich in dieser Gesellschaft meine wesentliche Leistung erbracht hatte – auch wenn noch weiteres folgen könnte –, wandte ich mich der Seite des Lebens zu, die nicht zu der »praktisch-brauchbaren«, sondern zu der »wesent-

lichen« gehörte. Erst später entdeckte ich, daß meine neue Eßweise ganz im Einklang stand mit der **taoistischen Auffassung der Wirklichkeit** (Laotse, Tschuangtse), zu der ich mich sehr hingezogen fühlte.

9. Mein Freund Manfred, mit dem ich mich seit dreißig Jahren tief verbunden fühle, lebte früher sehr viel gesundheitsbewußter als ich und war ein »Körpervorbild« für mich. Es ist kein Zufall, daß ich die entscheidende Wende an seinem Heimatort Key West vollzog. Eingeleitet übrigens durch die Lektüre eines Buches, das er mir empfahl.
10. Die neue Ernährung motivierte mich zur gründlichen Information. Ich las Buch für Buch. Was ich las, stärkte meine Motivation mehr, als ich je ahnte. Es tat sich ein aufregendes Gebiet auf, das mir als Arzt nie zu Ohren gekommen war, weil es im Studium (noch) nicht beachtet wird. **Lektüre** auf dem Hintergrund meines ärztlichen und psychoanalytischen Berufes wurden schließlich zu einem mächtigen Beweggrund.
11. Die Entwicklung verspricht zur Zeit neue **Abenteuer**: Ich lerne ganz neue Menschen und Berufszweige (Ernährungswissenschaft) kennen. Ich möchte die Ursachen für die Vernachlässigung der Ernährungsgewohnheiten in der Medizin und im Alltag ergründen. Zur Zeit tut sich ein großes faszinierendes Gebiet auf: Psychoanalyse und Ernährungswissenschaft.
12. Der bedeutendste Antrieb ist und bleibt jedoch das ständig zunehmende körperliche, geistige und seelische **Wohlbefinden** (von kürzeren Umstellungsbeschwerden abgesehen). So ist auch eine leichte Na-

gelpsoriasis verschwunden, die mich bisher stets begleitete (Psoriasis kommt ebenfalls bei meinen Brüdcrn und kam bei meinem Vater vor).

13. Seitdem ich anders esse, verstärken Menschen, die schon länger so essen, oder Erfolge der Neubeginner außerordentlich die eigene Motivation. Ich komme gleichsam aus dem menschlichen Selbstverstärkerkreis gar nicht heraus. Dazu gehört auch das neue Essen zu zweit und ansatzweise mit den **Kindern** sowie mein jetziger Versuch, mit diesen Zeilen eine Gruppe zum Erfahrungsaustausch und zur Weiterentwicklung zu initiieren.
14. Abgesichert wurde ich durch wissenschaftliche Ergebnisse: *Schnitzer Report, Kollath,* Vegetarierstudien Gießen, Heidelberg und Berlin, *Ralph Birchers* Geheimarchiv (siehe Buchhinweise) und Berichte zahlreicher Experimente (*Pottengers* Katzen, Silberfuchs und Vitamin B usw.) in den inzwischen hundert Büchern, die ich zu diesem Themenkreis erwarb. Beinahe jeden Tag kommt etwas Neues hinzu.
15. Die Entwicklung ist auch eine starke persönliche, intellektuelle **Herausforderung**, eine Auseinandersetzung, eine Selbsterprobung, eine Art Kampf. Die Überwindung festsitzender Gewohnheiten des Denkens und Essens, das Erstaunen und die Ungläubigkeit vieler Freunde würzen den neuen Weg – manchmal auch exhibitionistisch, wenn ich als einziger anders esse.
16. Auslösend für meine *Ernährungsumstellung* waren die gleichartigen Gedankengänge und Ernährungsvorschläge zweier Autoren, die mit Sicherheit nichts voneinander wissen konnten: *Airola* und *Schnitzer*

(siehe Buchhinweise). Dieses Zusammentreffen ähnlicher detaillierter Ideen überzeugte mich vor allem. Im folgenden wiederholen sich die einzelnen Aspekte in anderem Zusammenhang. Ich bin jetzt selbst überrascht, wie viele Beweggründe zu meiner neuen Ernährung beitrugen.

Kapitel 5

Wie ich den Kochtopf verließ

»Laß Deine Nahrungsmittel Deine Heilmittel
und Deine Heilmittel Deine Nahrungsmittel sein.«

Hippokrates
Begründer der modernen Medizin

»Das Tao für liebende Paare«: Selbstklärung durch den WOK

Am 11.9.1985, als ich noch nie etwas von Vollwerternährung gehört hatte, notierte ich mir während meiner Ferien in Cap Ferrat zehn Kriterien auf einen Zettel.

Ich möchte so essen:
1. köstlich (nicht asketisch)
2. einfach (nicht raffiniert)
3. leicht (nicht deftig)
4. mühelos (nicht aufwendig)
5. bekömmlich (nicht belastend)
6. billig (nicht luxuriös)
7. gerade genug (nicht mehr)
8. natürlich (nicht verarbeitet)
9. vielfältig (nicht stets das gleiche)
10. abgestimmt (auf meine Situation)

Ein einziges Wort habe ich soeben verändert: »nicht luxuriös« statt »nicht exotisch«, weil ich heute viele preiswerte exotische Früchte esse. Dem aufmerksamen Leser wird auffallen, daß hier von Gesundheit nicht die Rede ist. Ich denke, Gesundheit ist ein sehr abstrakter Begriff, der lebensfern ist und mit ideologischem Allerlei mal so mal so gefüllt werden kann. Allerdings dürfte in den zehn Eigenschaften oder Kriterien Gesundheit gleichsam unsichtbar enthalten sein.

Ich stelle diese private Notiz voran, weil für die persönliche Ernährungsform die **innere Einstellung** vermutlich entscheidender ist als alles andere. Es wimmelt von abstrusen Ideologien unter Rohköstlern (übrigens ebenso wie unter »Gekochten«). Die seltsame fanatische Strenge mancher, die nur vegetarisch, vielleicht gar nur Frisches essen, wird gern genutzt, um eine eigene Angst vor der Ernährungsumstellung zu verstecken: *»Die spinnen doch alle.«* Mir scheint die Ernährungsform für viele so hoch besetzt zu sein, weil sie sich mit ihrer frühen Mutter auf diese Weise auseinandersetzen. Doch ist die Schar der Mühseligen und Beladenen, die unter zu Dicken, zu Dünnen, unter Müslimilitärs und Rohkostrasputins eben zu finden sind, kein überzeugendes Argument, von einer gründlichen Reflexion der allgegenwärtigen MacDonaldisierung unserer Mahlzeiten Abstand zu nehmen.

Meine zehn Kriterien dienten mir damals nur zur Selbstklärung. Plötzlich war mir meine Lieblingsform zu essen klargeworden. Ich wollte sie notieren, als sie mir wie ein frischer Traum noch gut gegenwärtig war. Sie stammte aus meinem Versunkensein in die Wirklichkeitsauffassung des *Tao*. Ich lernte gerade die einundachtzig Verse des Buches »Taoteking« von *Laotse* auswendig, dessen Sicht des Lebens mir sehr lag.

Die **seelische Besetzung** der oralen Welt ist bei allen hoch, weil unser Ursprungsparadies, die Geborgenheit an der Mutterbrust, eben oral ist und lebenslang Inbegriff und Grundgefühl seelischer Sicherheit ausmacht. **In dieser frühkindlichen Welt gab es noch keine kritischen und reflektierenden Fähigkeiten;** das Ich war noch unentwickelt. Darin ist der entscheidende Boden zu sehen für die grenzenlose Ahnungslosigkeit, in der wir uns hinsichtlich des täglichen Essens befinden, und für die Verleugnung der einfachsten Zusammenhänge und Einsichten.

Meine erste Neugier wurde 1984 durch die sanfte Art und Weise geweckt, in der *Jolan Chang*, Autor des Buches *»Das Tao für liebende Paare«*, sein tägliches Essen skizziert. Es war vor allem einfach zubereitete Ernährung durch das Garen im chinesischen WOK-Topf. Auch *Lawrence Durell* war sehr beeindruckt von Changs schlichter Kochkunst (vergleiche seinen Band *»Das Lächeln des Tao«*).

Ich war damals bereits zum WOK-Essen übergegangen, während ich ein Buch entwarf. Das unaufwendige Zubereiten, die Leichtigkeit der Mahlzeiten und das erhaltengebliebene Aroma aller Zutaten ließen mich mühelos auf dieses Eßvergnügen übergehen. Es erfüllte schon weitgehend das ideale Bild meiner zehn Kriterien.

»Eating your way to a better sex life«: Das tägliche Essen ist die bedeutendste Droge

Den eigentlichen Beginn meines Bewußtwerdens aber sehe ich im Februar 1986, als mir mein Freund Manfred in Key West das Buch eines amerikanischen Arztes, *Leo Wollman*, zu lesen gab mit dem anzüglichen Titel *»Eating your way to a better sex life«* (siehe Buchhinweise). Es führte mich zu meinem Erstaunen nicht zu einer angeregten Sammlung aphrodisiakischer Rezepte, sondern zur verblüffenden Erkenntnis, daß wir mit jedem Bissen unseren Stoffwechsel und damit unsere seelische Verfassung tiefgreifend bestimmen, ohne uns dessen klarzusein

– vielleicht mit der Ausnahme des groben Gefühls für »ups« and »downs« wie Tee, Kaffee, Coca und Alkoholika.

Am letzten Tag meines damaligen USA-Aufenthaltes, bei dem ich auch einen wissenschaftlichen Vortrag über meine Begleitung der Selbsthilfegruppen von Testpositiven und Aids-Kranken hielt, fiel mir in einem Natural Health Food Store ein Buch von *Paavo Airola*, einem Gesundheitspapst der USA, in die Hand. Ich las es auf dem Rückflug und staunte, wie viele solide Erkenntnisse auf dem Gebiet der Ernährung mir bis dahin noch nie zu Ohren gekommen waren. Die Todesnähe, die in der seelischen und sozialen Versorgung von Aids-Kranken aufkommt, ließ mich sicher empfänglicher werden für den Text, der aus allen Ländern der Erde die bewährtesten Beiträge zu einer gesunden Ernährung versammelte: von den Hunzas im Himalaya, die noch als Hundertjährige heiraten, über die Molke der Schweden, die Buchweizengerichte der Russen bis zum deutschen Joghurt und Sauerkraut.

Tod und Liebe waren für mich die entscheidenden Motive, mein täglich Brot zu überdenken.

Kurz nach der Rückkehr aus den USA suchte ich an einem Sonntag meinen siebenjährigen Sohn Nikolas. Er war mit seinem Freund im Bäckerladen verschwunden, um eine süße Vesper zu erstehen. Dort war es gerammelt voll. Doch es gab eine kleine Broschüre zu lesen: *»Gesund sein in der Zivilisation«* von einem gewissen *Johann Georg Schnitzer* (siehe Buchhinweise). Ich war sprachlos, wie sehr sich die Grundlinien der Auffassung mit denen von *Airola* deckten, obwohl beide voneinander nichts wissen konnten. Das erschien mir so überzeugend für die Auffassung der beiden, daß ich mir in den nächsten Tagen die Informationen der Schnitzer KG zukommen ließ: Bücher, Seminare, Mühlen, biologisches Getreide und Keimgeräte.

Schließlich fiel mir nachträglich ein, daß mir das Ehepaar *Johannes und Mechthild Schnitzer* vor Jahren ihr Buch *»Intensivkost und Normalkost«* zugesandt hatte. Es war als Gruß zum Erscheinen meines Buches *»Selbsthilfegruppen«* (Anfang 1978) gedacht. Während ich heute eine liebevolle Geste darin sehe, reagierte ich damals so abwehrend, daß ich es nicht einmal aus der Folie packte. Ich argwöhnte, hier wollten sich Leute wieder einmal über die Selbsthilfegruppen einen Markt erschließen. Darüber hinaus reagierte ich aber mit der typisch herablassenden Verächtlichkeit eines **Schulmediziners** gegenüber dem Zugang, mit »Salaten« die Gesundheit zu fördern. Hätte ich das Wort damals gekannt, hätte ich von »Karnickelfutter« gesprochen. Mein Mittag bestand seit vielen Jahren aus Bratwürsten ominösen Inhaltes – eingenommen am Straßenkiosk in einer baufälligen Tankstelle, die mich im Kontrast zu meinem beengten Klinikzeitplan an den weiten Wilden Westen erinnerte.

Heute begreife ich mit einem gewissen Entsetzen, wie stark die medizinische Ausbildung solche ärztliche Denkweisen gegenüber der Ernährungstherapie festlegt und finde meine damalige Einstellung in den heutigen normalen Ärzten wieder. Der Satz des Urvaters der modernen Medizin, *Hipprokates*, ist weit in den Hintergrund gerückt: *»Laß deine Nahrung dein Heilmittel und dein Heilmittel deine Nahrung sein.«*

Ich entschloß mich also im Februar 1986 nach *Schnitzers* Vorschlägen zu essen – vor allem, weil im vorigen und in diesem Winter eine Serie von sieben mittelschweren Erkältungen, an denen ich sonst wenig gelitten hatte, ein Warnsignal für mich geworden waren. Ich vermute, daß sie mit dem Umzug in die smogbelastete Stadt Frankfurt (»Krankfurt«) ursächlich zusammenhängen.

Ausschlaggebend für meine Entscheidung war eine Nachbefragung von 4702 Personen, die sich nach *Schnitzers* Empfehlungen ernährten, durch das Institut für Demoskopie in Allensbach. Die Antworten waren erstaunlich positiv – auch wenn man die übliche, geringe Rücklaufquote bedenkt. Die Angaben bezogen sich nicht nur auf das körperliche Wohlbefinden und das Dahinschwinden chronischer Erkrankungen (einschließlich Erkältungen), sondern auch auf die seelische Balance, die größere Ausgeglichenheit der Kinder und deren bessere Schulleistungen. Das war für mich ein klarer Beleg zugunsten dieser Ernährungsweise und linderte meine Vorbehalte und Ängste, die bei einer so gravierenden Entscheidung, sein Essen umzustellen, aufkommen können.

Schnitzers Band *»Intensivkost und Normalkost«* (siehe Buchhinweise) gibt für zwei Wochen pingelig genaue Anleitungen, die mir zunächst ebenso gegen den Strich gingen wie die Aura seines nahezu lebensumspannenden Systems. Das war wie erwähnt Februar 1986. Ich machte also vieles anders, variierte, wo immer ich wollte, und tat es nicht stets zu meinem Besten. Jetzt, etwa drei Jahre später, halte ich *Schnitzers* Präzision für günstig. *Schnitzer* verführt zur **Rohkost** und bietet doch auch nach Bedarf einen angemessenen **Übergang**. Seine **Intensivkost** für besondere intellektuelle und körperliche Leistungshöhe enthält nichts Gekochtes mehr. Der ehemalige Olympiasieger und Weltmeister in der Nordischen Kombination *Georg Thoma* lebt danach. Die Normalkost *Schnitzers* läßt Brot, Waffeln und Backkartoffeln zu. Leider bietet *Schnitzer* für seine offensichtlich sehr durchdachte Auswahl nur wenig Begründungen.

Grundstufe: Vollwertkost
(Kollath, Bircher-Benner, Bruker,
Leitzmann und andere),

Mittelstufe: Zubereitete Frischkost
(Evers, Schnitzer, Diamond, Chrysostomos, Aterhov)

Oberstufe: Instinktive Ernährung
(Burger, Fradin, Peiter, Wandmaker)

Nimmt man die **Vollwerternährung** als die Grundstufe einer naturgemäßen Eßform, so ist man mit *Schnitzer* schon in der Mittelstufe, nämlich bei der »angemachten«, noch zubereiteten, aber doch reinen **Frischkost**. Die Oberstufe stellt für mich zur Zeit die **Instinktive Ernährung** dar.

Vielleicht, weil ich Wissenschaftler bin, vielleicht, weil ich doch auch Angst vor diesem hautnahen Experiment hatte, vor allem aber aus Lust an einem neuen Abenteuer und aus purer Neugier, begann ich sehr viel auf diesem Gebiet zu lesen: zunächst die Bücher *Werner Kollaths*, der die wissenschaftlichen Grundlagen legte, dann *M. O. Brukers* Schriften, die didaktisch einfach und klug aufgebaut sind (Gesamtauflage über eine Million), schließlich *Bircher-Benner*, der als Pionier gelten kann (siehe Buchhinweise). Ohne Zweifel ist die Industrialisierung mit ihrer gesundheitsvernichtenden Wirkung durch die zunehmende Prozessierung der Nahrung ausschlaggebend für die Hinwendung zur naturgemäßen Ernährung, doch gibt es wohl eine lange Tradition der **Naturkost**, die früher so allgemein verbreitet und jenseits der wissenschaftlichen Mauern gegeben war, daß sie eben nur teilweise in Büchern festgehalten wurde.

1822 gründeten auch in den USA Ärzte eine Vereinigung der **»Natural Hygiene«**, die klar erkannte, daß die Rohkost erstaunliche Heilerfolge zeitigte. Heute existiert in Texas ein entsprechendes Zentrum (siehe Adressen im Anhang). In den USA gibt es eine lange Tradition der Gesundheitsbewegung, die allerdings im Zeitalter von Coca-Cola, MacDonald und Zuckerindustrien im Hintergrund wirkt. Die angegebenen Bücher von *Diamond* und *Bragg* – aber auch die einzelgängerischen Bücher von *Jarvis* – sprechen aus dieser Richtung (siehe Buchhinweise). Am meisten interessiert mich zur Zeit das Werk von *Dr. Norman Walker*, der noch mit 113 Jahren ein Buch über die **Fettsucht** schrieb und bis zum letzten Tag den Garten bestellte und Fahrrad fuhr, als er mit 115 (1985) in London starb. Ein bemerkenswerter Mann, dessen muntere Lebensdauer sich selbst beweist. Seine Bücher sind im *Waldthausen Verlag* auf deutsch erschienen.

Als ich vor kurzem – im Oktober 1988 – im *»Naturarzt«* las, stieß ich auch auf einen Artikel von *Jamila Peiter,* Ernährungsberaterin in Frankfurt. Sie verfolgte eine klare Linie, die noch über die Vollwertkost und angemachte Rohkost hinausging – und das gefiel mir von Anfang an. Meinem inneren Ziel der Selbstvereinfachung kam das sehr entgegen. Außerdem hatte ich eine Art Revolution in meinem körperlichen Befinden erlebt und fühlte mich seit der Umstellung wie neugeboren. Die Umstellung auf die Rohkost nach *Schnitzer* hatte allerdings etwa drei Monate gedauert – bis Mai 1986. Damals sah ich blaß aus. Allerlei rumorte in mir – ohne daß ich allerdings sagen konnte, daß es mir schlecht ging. Im Gegenteil, ich fühlte mich von Tag zu Tag besser. Schließlich aber war mir rundum wohl. Jetzt wollte ich diesen letzten Schritt gern versuchen: nichts mehr zubereiten, essen, wie die Natur es wachsen ließ. Allerdings beschrieb *Jamila Peiter* den Übergang zu ihrer Vitalkost in dunklen Farben: etwa elf Syndrome, die ich nie bewußt an mir gespürt hatte. So wollte ich mir ihr angekündigtes Buch zur **Vitalkost** kaufen. Als das jedoch verschoben wurde, folgte ich ihrer Empfehlung, *Guy Claude Burgers* großen Dialog zur Instinkttherapie (siehe Buchhinweise) zu besorgen. Von diesem Buch war ich begeistert und – mit Abstrichen, wenn es mir gar zu toll vorkam – überzeugt. Die Theorie, daß Menschen an gekochte Nahrung einfach nicht angepaßt sein konnten, leuchtete mir mit meinem Interesse für Evolutionstheorie sofort ein. Alles andere folgte daraus. Anfang November 1988 ging ich zur Ernährungsweise nach *Burger* über, was mir wegen des Lustprinzips dieses Vorgehens und meiner langen *Schnitzer*-Periode von mehr als anderthalb Jahren leichtfiel. Nach Burger sollte man aus sechs Früchten oder Gemüsesorten jeweils durch Geruch und Geschmack diejenige zuerst essen, die einem am angenehmsten ist, und noch zwei weitere folgen lassen – jeweils bis zur deutlichen Veränderung des Geschmacksempfindens, der sogenannten Instinktsperre. Es geht also um ein bedeutsames neues Prinzip bei der Ernährung, um die **Selbstregulation des Organismus**, die erfreulicherweise dem Genuß folgt. Denn nur deswegen hat die Evolution beim Menschen für die Lüste – auch bei der Ernährung – gesorgt: weil sie optimale Lebensbewahrer sind und sich danach ja auch anfühlen. Dieses nicht-asketische und doch auch wieder nicht-hedonistische Prinzip lag mir außerordentlich. Der Erfolg bestätigt es: mir geht es noch besser, als es mir schon sehr gut ging.

Notwendige Übergangsphasen

Allerdings gibt es Übergangsphänomene, die schwierig zu bewältigen sind. Der Ausfall meines üppigen **Frühstücks** sorgte in den ersten vier Wochen für einen leeren, dumpfen Kopf am Morgen, den ich gar nicht gut finden konnte. Manchmal geriet ich auch tagsüber in eine schlappe Phase – alles allerdings gemessen an meinen Höchstleistungserwartungen. Mir scheint klar, daß hier ein Abfall des Blutzuckerspiegels, eine **Hypoglykämie**, ursächlich zugrunde liegt. Hinzu kam, daß ich auch meinen geliebten Darjeeling-Tee – einen Liter morgens mindestens mit Honig und Vorzugsmilch – kurz vorher aufgegeben hatte, weil er zu penetrant auf der No-no-list von *Airola* stand und als zu mißlich belegt erschien in einer Kleinschrift von Bruker *»Über die Wirkungen des Kaffees«* (siehe Buchhinweise). Heute nehme ich einen Teelöffel Honig am Morgen, fühle mich deutlich wohler und kann inzwischen besser und länger geistig und körperlich arbeiten, als mit meinen ehemaligen Teemengen und dem ebenfalls verlassenen **Frischkornbrei**. Es gibt vor allem keinen Abfall der Kräfte mittags oder nachmittags, wie es in Reaktion auf diesen Push am Morgen sonst der gewohnte Fall war.

Wegen dieser Anfangssymptome nahm ich Kontakt zu *Jamila Peiter* auf und landete nach gründlicher Erstinformation für einen Tag auf einem Seminar zur Vitalkost, das sie mit einer Gruppe von zwölf Leuten in Schmitten/Taunus durchführte. Ich mag *Jamila Peiter* als Person sehr. Mir fehlt zwar noch vieles an wissenschaftlichen Belegen. Allerdings spricht die Erfahrung vielleicht ein gewichtiges Wort. Die Menschen, die aus der Bundesrepublik, Österreich und Schweiz dabei waren, sind mir zunächst sehr fremd gewesen, aber sie waren herzlich, was mich schnell für sie einnahm.

Neue Ernährung – alte Erotik?

Mir scheint, daß die Mehrheit der Pioniere für ein neues Essen eine altvordere Erotik vertritt. Ich bin versucht anzunehmen, daß viele Leitfiguren ihr Leid mit dem Gewicht hatten und allein aus dieser Problematik zu erkennen ist, daß die Oralität die genitale Sexualität dominierte. *Wandmaker* und *T. C. Fry* waren zwei Zentner schwer, als sie sich dem neuen Essen zuwandten. Was Fry in der *»Dynamischen Gesundheit«* zum sexuellen Leben sagt, kommt mir hausbacken, eng katholisch (aufgeklärte Katholiken sind da Meilen weiter), leicht prüde, schließlich viktorianisch vor: als wären ihre Erkenntnisse auf diesem Gebiet im 19. Jahrhundert stehengeblieben. Nun, das werden sie für den Bereich der Ernährung umgekehrt etwa von den Psychoanalytikern und ihren Sympathisanten behaupten. *Jamila Peiter* schreibt ganz offen, daß sie hysterische Anfälle gehabt habe (ich zweifle an dieser

Selbstdiagnose, halte sie vielmehr für emotionale Ausbrüche südfranzösischen Temperamentes), die durch das neue Essen von selbst verschwunden seien. Als ich das zum ersten Mal hörte, dachte ich an eine »Heilung« durch Minderung des sexuellen Triebes infolge der neuen Ernährungsweise. Das war zu einer Zeit, als ich in den ersten drei Wochen der Umstellung zur instinktiven Ernährung selbst wenig Lust auf Lust verspürte. Jetzt, in der achten Woche, ist das erotische Leben aufgeblüht und – wie ich meine – auch von intensiverem Gesamtempfinden als früher. Das paßt gut zu dem frischeren Körpergefühl, das ich sowohl bei der Umstellung auf Schnitzer wie – noch einmal so stark – bei der instinktiven Ernährung erlebte. Ich vergleiche es am liebsten mit einem »inneren Glitzern«. Übrigens waren die ersten Hauptwirkungen der natürlichen Ernährung ein tiefer und leichter Atem (mühelos bei stundenlangem Joggen), ein fast unbemerktes Abnehmen (angenehm, wenn auch nicht nötig – von 71 auf 66 kg), ein leichter und dennoch tiefer Schlaf und eine ausgesprochen ausgeglichene seelische Stimmung.

Lebenskonzepte, seelische Entwicklung, (politische) Einstellung und Eßweise lassen sich nicht trennen: strenge Heilvorschrift – rechtes Denken?

Ein letzter Hinweis: Meiner Meinung nach mobilisiert die höhere seelische Besetzung des Essens in der Umstellungsphase eine besondere Beziehungsform, die der frühen Beziehung zwischen Mutter und Kleinstkind entspricht. Wer gefastet hat, hungern mußte oder einer Diät folgte, wird diese Regression schnell nachfühlen können.

Eine solche Beziehungsform zwischen einem ganz Mächtigen (der Mutterimago) und einem kleinen, eher hilflosen Anhänger (dem kindlichen Selbst), eine Beziehung also mit stärkstem Gefälle, kennzeichnet bemerkenswerterweise Sekten, aber auch streng religiöse Gruppen. Sie trifft auch zu für psychosomatisch Kranke oder allgemeiner für Personen mit »ichstrukturellen Störungen«. Ich denke, solche Menschen findet man vielleicht häufiger unter *»Eßbewußten«*.

Was mir in diesem Zusammenhang auffiel, war mein ständiger Verdacht auf paranoider, politisch rechter oder gar faschistoider **Denkstruktur** bei denjenigen, die besondere Ernährungsweisen propagieren – so etwa bei einem Hauptvertreter der neueren Makrobiotik, der frühzeitig am Magenkarzinom verschied, aber auch bei deutschen Vertretern.

Die Verbindung scheint mir klar: wie Untersuchungen ergeben, die ich einmal mit *Jörn W. Scheer* durchführte, geht die politisch rechte und konservative Haltung mit eben jener genannten starken Abhängigkeitsbeziehung einher und daher mit der Erwartung einer strengen, klaren Führung, die wohl aus der frühkindlich entstandenen Hochambivalenz und dem inneren Chaos herausführen soll.

So wird dann auch die Eßregel zu einer Vorschrift, die eine eigene narzißtische Störung lindert – oder gar heilt? Vielleicht gibt es deswegen in dem Reich, in dem klare Rezepte und Vorschriften noch unbefangen erwartet und gegeben werden dürfen (woanders wäre ein Proteststurm sicher), so viele Menschen, die strikte Anleitungen in Form von Glaubenssätzen predigen und ihre Gefolgschaft haben.

Immerhin darf man das Kind nicht mit dem Bade ausschütten. Die großen Versprechungen der Vollwertbischöfe halten Nachuntersuchungen stand – siehe die Befragung der nach *Schnitzer* Ernährten. Ähnliche Ergebnisse gibt es in der professionellen Medizin nur selten.

Vielleicht nehme ich den Aspekt der Ernährungsgläubigkeit deswegen so aufs Korn, weil ich meine Angst vor der eigenen Ernährungsumstellung durch Angriffe gegen andere mindern möchte.

Es gibt allerdings zu den rechten Vertretern auch Gegenbeispiele. Bei Kollath drängte sich mir auch der Verdacht eines möglichen ehemaligen Nazitums auf – er wurde jedoch wegen Verweigerung, in die Partei einzutreten, von Berlin nach Rostock »abgeschoben«.

Ich lasse es bei diesen Andeutungen erst mal bewenden. Eine solche Perspektive gehört jedenfalls in den Bereich der Psychoanalyse menschlichen Ernährungsverhaltens.

Kapitel 6

Notizen zur naturgemäßen Ernährung

»Der Mensch vervollkommnet sich in dem Maße,
als er sich der Natur nähert.«

Friedrich Nietzsche

Soweit ich bisher sehe, sind alle Kenner der Ernährungsmedizin am Ende von der **reinen Frischkost als vitalster Ernährungsweise** überzeugt. Ärzte wissen wenig über Psychoanalyse und Sexualität, so gut wie nichts aber über Ernährung. Abqualifizierung aus Unwissenheit ist die Hauptform ärztlicher Reaktion – mit Ausnahme der Ärztinnen und Ärzte, die sich in Ernährungsmedizin bzw. biologischer Medizin auskennen. Für die Vorteile ungekochter, nicht hitzegeschädigter Lebensmittel gibt es reichlich medizinische Erfahrung, und es scheint auch genug wissenschaftliche Belege zu geben.

Der Pferdefuß sind unsere **Ernährungsgewohnheiten.** Das gilt auch für den üblichen Arzt. Wir können uns von der herkömmlichen Art zu essen schwer lösen, weil sie uns wie die versorgende gute Mutter erscheint. Was wir von der Mutter lernten, übernehmen wir fast bewußtlos. Sich von ihr zu lösen ist schwer, auch wenn die Tatsachen zugunsten der Kochkunst gegen sie sprechen. So wird die bedeutendste Selbstveränderung, die tägliche Ernährung, welche wir alle in der Hand haben, auf den ewigen Status quo fixiert. Fast könnte man sagen: Die gesunde Ernährung ist eine psychoanalytische Aufgabe – nämlich die Aufhebung der Denkgewohnheiten und der Bewußtlosigkeit, was unser täglich Brot betrifft.

Andererseits gibt es wie erwähnt nicht nur seelische Barrieren, sondern auch Stoffwechselprobleme bei der Rückkehr zu einer naturgemäßen Ernährung, auf die der Mensch seit Jahrmillionen genetisch festgelegt ist. Denn zu viele Jahre ist das Essen ungünstig konditioniert worden.

Mir scheint bisher *Burgers* Theorie der instinktiven Ernährung das überzeugendste Konzept zu sein. Es ist inzwischen auch gut erprobt. Doch sprechen biochemische und psychische Momente in vielen Fällen für eine Übergangsphase.

Solange nichts anderes vorliegt, scheinen mir die folgenden Schritte sinnvoll zu sein:

1. **Gesunde Lebensmittel** einführen, beispielsweise: Biogemüse, Biofleisch, gutes, reines Wasser, gutes Brot, Lebensmitteltabelle nach *Kollath* kennenlernen und beachten;
2. **Eßgewohnheiten** überprüfen, Mahlzeiten anders bereiten, beispielsweise: Vollwertkost wie *Bircher-Benner, Bruker;*
3. Allmähliches **Erhöhen des Frischkostanteils** *Schnitzer, Evers* entwerfen schon überwiegende Rohkost-Ernährung. »Erhitzen oder nicht« ist eine bedeutendere Frage als »Pflanzen oder (biol.) Fleisch«;
4. **Milchprodukte** verringern;
5. **Reine Frischkost,** aber noch angemacht;
6. **Lebensmittelkombinationen** beachten (siehe *Diamond*)
7. **Instinktive Ernährung: La santé par le plaisir**

Wer ganz gesund ist und Lust an Revolutionen hat, kann auch direkt auf die siebte Stufe springen. Eine Entgiftungs- und Umstellungszeit von drei Monaten bis drei Jahren ist zu bedenken. Sie läßt viele im irrigen Glauben, Frischkost sei nicht bekömmlich. Es können »dynamische Heilungskrisen« auftreten in Form der sogenannten »Orthopathien« – das sind Krankheitsphänomene im Dienste der Gesundheit, überwiegend **Stoffwechselumstellungen** und **Ausscheidungen** der abgelagerten, unverwertbaren Stoffe: Erkältungszeichen, Hautausschläge, Schwächegefühle, rheumaähnliche Beschwerden. In der Regel aber geht es trotz der Symptome insgesamt stetig besser. Wer sich absichern möchte, suche einen Arzt mit Kenntnissen in Ernährungstherapie. In der Regel sind das Ärzte mit dem Zusatztitel »Naturheilverfahren« – aber auch sie sind unterschiedlich orientiert (vergleiche *Norbert Messing* Buchhinweise).

Dr. Jaques Fradin, Paris, hat den Übergang zu Burgers Instinkttherapie in bestimmten Phasen entwickelt. Er arbeitet mit einem Ärzteteam zusammen – insgesamt sechs Ärztinnen und Ärzte.

Es handelt sich zunächst um sechs Phasen »**Hypotoxischer Ernährung**«, bis man zur instinktregulierten Rohkost kommt. Fradin spricht von **instinktiver Ernährung.** Denn um eine Therapie im engeren Sinne handele es sich nicht. Der Übergang ist für die meisten Menschen sinnvoll oder gar nötig, weil die Organe sich umstellen müssen. Dabei ist vor allem die Leber als Entgiftungsorgan beansprucht. Nur wenn sie ganz gesund und belastbar ist, kann man direkt auf die Rohkost gehen.

Übergangsphasen nach Fradin

1. Die Hälfte der **Milchprodukte** weglassen;
2. **Milchprodukte** ganz weglassen. 99 Prozent des Kalziums der Milch findet man in den nächsten Stunden nach dem Essen im Urin wieder. Milch ist kein guter

Kalziumspender. Sie soll vor allem deswegen nicht so gesund sein, wie die Nahrungsindustrie behauptet, weil sie andere Lebensmittel toxisch macht.

3. Alles **Gegrillte, Überbackene usw.** weglassen – Maillard Moleküle (alles, was durch Erhitzen einen braunen Farbstoff entwickelt, einschl. des Karamelisierten) – kein Kaffee; Getreideprodukte stark einschränken.
4. **Erhitzen, Kochen nur bis 100 Grad.** Alles Getreide nur bis 65 Grad.
5. **Erhitzen, Kochen nur bis 70 Grad.** Alles Getreide nur bis 45 Grad.
6. Progressiv übergehen zu **instinktiver Ernährung.**

Tierische Produkte ein- bis zweimal in der Woche: fette Fische, Eier, Meeresfrüchte.

Die Zeit der Phasen richtet sich nach dem persönlichen Befinden. Dauert sie pro Phase ein halbes Jahr, so sind das immerhin drei Jahre.

Kapitel 7

Meine zwölf Grundsätze für das neue Essen

Dein tägliches Essen
ist die praktisch bedeutsamste Droge

1. **Laß Deine Nahrung so natürlich wie möglich.** Das sind alle frischen, unbearbeiteten Lebensmittel. Kochen ist ein sehr starker molekularer Eingriff. Bei *Kollath* erhält erhitzte Nahrung nur Note vier, also ausreichend. Stufe eins sind beispielsweise Früchte und Gemüse roh, nicht einmal mechanisch verändert, weil es unnötig ist.

2. **Orientiere Dich an Dir selbst.** Überprüfe jeden Schritt einer Umstellung an Dir selbst, denn jeder Organismus hat seine eigene Individualität und seine besonderen Bedingungen. Bei *Burgers* instinktiver Ernährung gibt die situative Geschmackslust und die hochindividuelle Instinktsperre genaue, höchstpersönliche »Anleitungen«. Verboten ist, was Dir nicht schmeckt. Zwei Ausnahmesituationen sind zu beachten: Das Diktat schädlicher Gewohnheiten, die einem oft etwas lustvoll und bekömmlich vorgaukeln – *»Tabak und Rum liebt der Seemann«* – und die Gesundungskrisen (Deponierräumungen), die nicht mit »Unbekömmlichkeit« verwechselt werden sollten.

3. **Dein tägliches Essen ist die stärkste Droge.** Jeder verändert sich täglich am stärksten durch die meist bewußtlose Wahl seines Essens. Ahnungslos und desorientiert tätigt er oder sie die schwersten Eingriffe in den eigenen Organismus, als ob der alles gleich

verarbeite. Die meisten Stimmungen und Krankheiten kann man als angegessen sehen. Das tägliche Brot ist die stärkste Selbstumformung im Leben, die wirkungsvollste »Selbstdeutung«.

4. **Erst machst Du Deine Gewohnheit, dann macht die Gewohnheit Dich.**
Gewohnheiten haben den Vorteil, eine Art stabiler, seelischer Geborgenheit zu vermitteln und sehr unaufwendig abzulaufen. Dafür sind sie kritischer Reflexion gänzlich entzogen. Sie gewinnen die Qualität einer Selbstverständlichkeit, die nicht nur nicht befragt wird, sondern auch nicht befragt werden darf. *»Die Menschen gehen lieber zugrunde, als daß sie ihre Gewohnheiten ändern«,* sagte *Leo Tolstoi.* Vielleicht sind Eßgewohnheiten noch stärker verankert als Denkgewohnheiten. Sie zu ändern, bedeutet einen Aufruhr gegen die innere gute Mutter. Und wer will das schon. Der einzige Trost ist, daß auch das neue Essen eine geliebte Gewohnheit werden wird und dann tatsächlich eine bessere Mutter darstellt.

5. **»Laß Deine Nahrungsmittel Deine Heilmittel und Deine Heilmittel Deine Nahrungsmittel sein«**
Hippokrates
Die meisten Erkrankungen, die heute zum Tode führen, sind ernährungsbedingt. Bei den Herz-Kreislauf-Krankheiten ist das inzwischen bekannt geworden. Ein Pfund mehr bedeutet 325 km Kapillaren mehr. Die Kreislaufbelastung wird daraus ersichtlich. Das nationale Krebsforschungsinstitut der USA sieht den Faktor Ernährung inzwischen als die entscheidende

Ursache bei der Krebsentstehung. Für Brustkrebs ist eindeutig nachgewiesen, daß der Fettkonsum (mehr als 32 Prozent der Tageskalorien) eine entscheidende Rolle spielt und daß es eine genetische Ursache nicht gibt. Andere Krebsarten müssen diesbezüglich noch erforscht werden, weil die traditionelle Medizin die Ernährung nicht im Blickfeld hatte. Biologische Mediziner zweifeln nicht einen Augenblick an der überragenden Rolle der Ernährung bei der Krebsentstehung. *Burger* heilte sich durch Ernährungsumstellung, ebenso die dänische Ärztin *Nolfi*. Vergleiche auch den Bericht von *Ellen Schneider*, die ihr Melanom durch Umstellung auf *Burgers* Ernährung überwand. Der amerikanische Arzt *Max Gerson* hat fünfzig geheilte und lückenlos dokumentierte Krebsheilungen in einem Buch zusammengefaßt.
Die Ernährungsmedizin erlebt heute eine ähnliche Situation wie die Psychoanalyse in ihren Anfangsjahren. Viel entscheidender als die schweren tödlichen Erkrankungen sind jedoch die alltäglichen Volkskrankheiten – wie Erkältungen, nervöse Erschöpfung, Rheuma, Allergien und Dicksein. Sie schwinden mit dem neuen Essen dahin. *Kollath* betrachtete sie als Zeichen einer »Halbernährung«, der Mesotrophie.

6. **Du bist, was Du ißt.**
Deine Lebensqualität hängt weitgehend vom Essen ab. Schwer zu sagen, ob ihr gegenüber die seelische Entwicklung oder die soziale Situation einflußreicher sind. Es ist auch müßig darüber zu grübeln, weil das Essen einen praktischen Vorteil hat: es kann am leichtesten selbst verändert werden. Genug Untersuchun-

gen zeigen, daß eine ausgeglichene seelische Stimmung (siehe *Schnitzer-Report* in den Buchhinweisen) hohe körperliche und geistige Leistungen (vergleiche *Ralph Bircher »Geheimarchiv der Ernährungswissenschaft«;* Buchhinweise) und ein gutes Körperempfinden, das uns täglich begleitet (vergleiche *Kenton*) (s. Buchhinweise), unbestrittene Gewinne eines Wechsels zu einer angemessenen Ernährung sind.
Ich habe in einem Videofilm die leichte Geburt von Frau *Burgers* sechstem Kind gesehen: schmerzlos, lustvoll und ohne Hilfe einer zweiten (bzw. dritten) Person. Dauer 36 Sekunden. Frau *Burger* arbeitete bis kurz vor der Geburt in den Gemüsekisten und stand gleich nach der Geburt wieder auf, um alles zu tun, was üblicherweise zu den Aufgaben einer Hebamme gehört. Sie hatte beispielsweise ihr Kind selbst aus ihrem Leib gezogen.
Das heißt: die langfristigen Veränderungen des Lebensgefühls und des Verhaltens sind viel umfangreicher, als man zunächst denkt.

7. **Die Ernährungsumstellung beginnt im Kopf, nicht im Bauch.**
Lesen, erfahren und sich informieren sind dringend nötig, um sich verläßlich umzustellen. Der Druck der eigenen Gewohnheiten und der wie üblich kochenden Gesellschaft um einen herum ist ungeheuer groß und wahrscheinlich nicht zu überwinden, wenn man nicht stabile neue Überzeugungen aufbaut. Es gibt genug spannende Literatur und Seminare. Das Wichtigste ist in diesem Text zu finden. Man braucht die eigene Küche zunächst nicht einen Deut zu ändern. Nach dem

Lesen des lärmschlagenden *Wandmaker* beispielsweise möchte ich eine Küche sehen, die auf Dauer dieselbe bleibt.

8. **»Sei mäßig bei Tisch und unersättlich in der Liebe«**
Eine chinesische Kaiserin
Wer Sorgen mit seinem Gewicht hat, kann sie bei Rohkost ruhig vergessen. Nur selten ergeht es einem wie *Dr. Stanley Bass (Wandmaker,* Seite 60), der 10 bis 15 Pfund Früchte pro Tag aß, weil er zwanghaft zur Freßsucht neigte. Obwohl er sich keiner Psychotherapie unterzog, die hier am Platz gewesen wäre, wurde er schließlich doch idealgewichtig. Immerhin bemerkt *Wandmaker* nicht nur, daß man bei frischen Früchten und Gemüsen deutlich weniger zu sich nehmen muß, um satt zu werden (wenigstens 30 Prozent weniger, was auch den Geldbeutel schont), sondern auch folgendes: *»Wer falsche Kost und dazu noch in falscher Kombination ißt, aber die kleinste Menge zu sich nimmt, wird selbst den Rohköstler, der in leckeren Früchten schwelgt, überleben.«* So gilt also der Satz der chinesischen Kaiserin – mit oder ohne frische Kost. Das ist leichter zu befolgen, weil sich auch das erotische Leben deutlich harmonisiert. *»Eat your way to a better sex life«.*

9. **Was für die Zähne leicht ist, fällt dem Magen schwer.**
Wer viel gekocht aß – und das sind ja so gut wie alle –, hat es nicht besonders nötig zu kauen. Der Anreiz einer knackigen, frischen Nahrung fehlt. Alles ist ja schon weich. Dadurch entfällt die Vermengung der Nahrung mit dem vorverdaulichen Speichel, die Stil-

lung des **Hungergefühls**, die durch die Kaubewegungen mitbewirkt wird, und die Selbstregulation der folgenden Verarbeitung der Speise in Magen und Darm, denen sozusagen die Ouvertüre fehlt. Das Ergebnis ist eine vielfache Verdauungsbelastung, die über Jahrzehnte gehend Beschwerden und ernstere Störungen macht.

Die Unsitte der Fast-food-Gesellschaft, zum Essen auch noch zu trinken oder gar mit der Flüssigkeit die Bissen hinunterzuspülen, setzt dem Ganzen die Krone auf. Jedem muß einleuchten, daß der Körper sehr viel mehr Fermente produzieren muß, wenn die Nahrung unablässig verdünnt wird. Eine halbe Stunde vor dem Essen zuletzt und eine Stunde nach dem Essen zuerst wieder trinken, ist deshalb eine Standardempfehlung des neuen Essens. Wer Rohkost ißt, hat ohnehin kaum noch Durst, da die Nahrung sehr viel vegetabiles Wasser enthält.

Die Zusammenhänge zwischen Kauen und Verdauung sind mir bewußt geworden durch ein Buch des Frankfurter Arztes *Loeckle,* das allein deswegen die Geldausgabe lohnte. Darin ist meiner Erinnerung nach auch die Geschichte eines schwer magenkranken US-Amerikaners namens *Fletcher* wiedergegeben. Jahrzehntelang konnten ihm die Ärzte nicht helfen, bis er eines Tages zur Selbsthilfe überging. Er begann, seine Nahrung so lange zu kauen, daß sie gleichsam von selber in den Magen floß. Das war die einzige Methode, die ihn beschwerdefrei ließ. Und er heilte sich damit schließlich selbst. Dieses »Fletchern« ist nun – wissenschaftlich aufbereitet – die zentrale Botschaft von *Loeckle.* Er sagt, *einen markstückgroßen Bissen dreißigmal kauen – und er sieht das als wesentliche Krebsprophylaxe an* (siehe Buchhinweise).

10. **Genieße die richtige Zusammenstellung deines Essens.**
Im alten China seien Meisterköche, heißt es, in der Lage gewesen, unliebsame Minister ins Jenseits zu befördern ausschließlich durch eine geheime Kombination der Reihenfolge üblicher Speisen. Dieser historische Bericht zeigt die Potenz der fast in Vergessenheit geratenen Lebensmittelkombination.
Das Eiweiß des Fleisches benötigt beispielsweise ein saures Milieu zur Verdauung, während die Stärke von Getreide und Kartoffeln im Gegensatz dazu ein basisches Milieu braucht. Deshalb sollte man beides nicht zugleich verzehren. Die Verdauung wird um ein Vielfaches schwerer, weil die intensive Säureproduktion des Magens und der stärker basische Speichel sich neutralisieren und beide Stoffe – Stärke und Eiweiß – unter ungünstigen Bedingungen verarbeitet werden müssen. Das aber ist – wenigstens in Deutschland, dessen Küche nie einen sonderlichen internationalen Ruf errang – an der Tagesordnung: Kartoffeln und Kotelett, Brot mit Wurst, neuerdings Pizza mit Salami oder Hamburger. Das Gefühl, satt zu sein, wenn solches Essen wie ein Stein im Magen liegt, hat mit wirklicher Sättigung nichts zu tun. Im Gegenteil: es fehlt an Nährstoffen, die man mit denselben behindernden Kombinationen beim nächsten Mahl hereinzuholen versucht. Ungünstig sind ferner Früchte mit so gut wie allem anderen: man sollte sie zuerst – auf leeren Magen – essen und dann zwanzig

bis dreißig Minuten warten mit weiteren Speisen. Umgekehrt – ißt man Früchte hinterher – sollte man wenigstens drei Stunden warten oder es kommt wegen des hohen Fruchtzuckergehaltes zu starker Gärung. Das ist ein Argument gegen den Frischkornbrei mit Früchten. Mit Kräutern oder Gemüsen ist er bekömmlicher.
Es gibt noch mehr gute und schlechte Zusammenstellungen. Der Waldthausen Verlag vertreibt ein buntes Poster für die Küche zu nur sieben Mark. Überall – in Kleidung, Einrichtung, ja selbst bei Einladungen – achten wir auf die richtige Kombination. Beim Essen aber haben uns die guten Geister verlassen.

11. **»La santé par le plaisir«** *Guy Claude Burger*
Mein erstes Kriterium eines idealen Essens ist die Köstlichkeit. So erlebe ich auch keinerlei Askese im neuen Essen, sondern erhöhten Genuß. Wie furchtbar ist eine gekochte Mohrrübe gegenüber einer frischen!
Daß so häufig Askese mit einer Ernährungsumstellung assoziiert wird, hat mehrere **seelische Hintergründe.** Der wesentlichste ist die erwähnte Abkehr von der Mutterimago im üblichen Essen. Sie wird mit Trennungsschuldgefühlen beantwortet. Diese Gewissensbisse setzen sich in eine Art Buße (oder vorweggenommener Bußvorstellung) um: eben der Askese (oder Askesephantasie). Aber auch ohne diesen entwicklungsgeschichtlichen Aspekt ist die Wende vom Gewohnten zum Ungewohnten mit Unsicherheit und Skepsis, mit leichter Angst und Unbehagen besetzt. Deswegen hat *Burger* recht, den Zusammen-

hang zwischen Vergnügen, naturgemäßer Ernährung und Gesundheit herauszustellen. Er gehört sicher nicht zum erwähnten »alten Eisen« der Erotik. Vielmehr entdeckt er den Naturzusammenhang, der so einfach wie wahr ist: unser Empfinden, daß uns etwas schmeckt, bekamen wir nur deswegen von der Evolution vermittelt, weil wir damit erkennen, was uns besonders zuträglich ist. So wird die Lust ein Selbsthilfeprinzip. Wen freut das nicht? In diesem Erkennen des Selbstregulationsprinzips in Gestalt des guten Geschmacks, des köstlichen Genusses und der Freude am Essen sehe ich den entscheidenden theoretischen Beitrag von *Burger*.

12. **Wende Dich nicht vertrauensvoll an übliche Ärzte, wenn es um Deine Ernährung geht.**
Normale Ärzte wissen über Ernährung ebensowenig wie über Sexualität und seelische Vorgänge. Du fragst auch nicht den Internisten, ob Du eine Psychoanalyse machen sollst. Aus Unwissenheit reagieren Ärzte in der Regel mit abwertender Ablehnung jeglicher Ernährungstherapie gegenüber. Das resultiert aus folgendem Vorgang: Daß sie auf dem in Frage stehenden Gebiet der Ernährung nichts wissen, erleben sie als eigene Abwertung und kontern mit der Wendung ins Aktive: sie drehen den Spieß um und werten ab, worüber sie keine Kenntnis haben.

Kapitel 8

Die häufigsten Widersprüche im neuen Gelände

»Welche Krankheit
könnte so gefährlich sein,
wie der Mensch es ist?«

Bertolt Brecht

Die folgende lose Zusammenstellung sich widersprechender Aussagen soll einen Gewinn an Sicherheit und nicht an Unsicherheit bringen. Sie öffnet die Augen für Scharlatanerie und pure Behauptung. Es gibt genug Erfahrungen, wissenschaftliche Belege und Erkenntnisse. Im Zweifelsfall entscheide man durch das Prinzip der Orientierung an sich selbst. Lesen tut bitter not. Andernfalls flattert man hin und her und wird von der nächsten Gegenbehauptung vom Tisch geweht. Auf diese Weise kann sich natürlich gut ein unbewußter Widerstand etablieren, der bei der schädlichen Gewohnheit bleiben möchte. Das ist auf alle Fälle bequem, aber auch ungesund. (Zu den Autoren siehe Buchhinweise.)

1. **Obst** ist die beste Nahrung (*Diamond, Wandmaker* u. a.) – Obst ist nicht so wichtig (Schnitzer, Bruker u. a.)
2. **Gemüse** ist das wertvollste Lebensmittel (*Schnitzer:* wegen des höheren Mineral- und Vitamingehaltes, *Bruker* u. a.) – Gemüse ist nur als Zusatznahrung von Bedeutung (*Wandmaker:* wegen der geringeren Energieausbeute, *Diamond* u. a.)
3. Jeder sollte **Rohmilch** trinken (*Evers, Bruker* u. a.) – Milch und ihre Produkte sind für den Menschen unangemessen (*Burger, Diamond, Wandmaker, Natural Hygiene, Peiter* u. a.)
4. **Getreide** und Mensch sind eine Lebensgemeinschaft (*Kollath, Bruker, Schnitzer*) – Getreide (Weizen) sind

überzüchtet und wirken nachteilig (*Ehret, Wandmaker, Burger* u. a.)

5. Mineralreiches **Wasser** ist das beste (*Airola* mit Verweis auf die Hunzas) – Mineralarmes Wasser ist dringend zu empfehlen (*Bragg, Wandmaker, Natural Hygiene*)
6. Täglich eine **warme Mahlzeit** oder gar alles lange durchgekocht (Volksmund und *Makrobiotik*) – jede Hitze mindert den Wert der Nahrung (da sind sich alle Vertreter der neuen Ernährung einig)
7. **Vegetarisches Essen** (oder gar veganes Essen, das heißt, ohne jegliches tierisches Eiweiß wie Ei oder Milch) ist ideal (*Schnitzer, Bruker, Wandmaker, Natural Hygiene* u. a.) – Fleisch sollte sein (*Burger, Fradin, Evers* – aber unerhitzt)
8. **Viele kleine Mahlzeiten** am Tag sind angemessen (*Airola, Wandmaker:* das Tier ißt, wenn es Hunger hat, u. a.) – wenige große Mahlzeiten (zwei bis drei) sind günstig (*Schnitzer:* die Zähne müssen wenigstens das Zahnhäutchen regenerieren können, *Burger* u. a.)

   Diese Widersprüche sind unterschiedlich zu gewichten.

Sie liegen nicht alle auf einer Ebene. Manchmal ist schwer zu entscheiden, ob Rad, Auto oder Bahn das zu bevorzugende Beförderungsmittel ist. Ist Licht eine Energieform oder ein Korpuskel? Jeder suche sich selbst zu antworten. Beim Lesen der Literatur lösen sich viele Widersprüche auf.

Einer der gewichtigsten Gründe für die Widersprüche liegt in der Tatsache, daß fast alle Ernährungspioniere eine Ganzheit der Eßform vorschlugen und nicht nur ein

Sammelsurium von Details. Das bedeutet: so wenig wie man das Rad einer Bahn mit dem eines Autos tauschen kann, so wenig kann man Gemüse bei *Schnitzer* mit Gemüse bei *Burger* und *Wandmaker* vergleichen.

Ich finde auch hier, daß die **Selbstregulation der instinktiven Ernährung** aus mancher Klemme hilft – unter fünf Bedingungen:

1. Daß es den Ernährungsinstinkt und die instinktive Sperre wirklich noch voll entwickelt beim Menschen gibt. (Ich meine: ja)
2. Daß der Ernährungsinstinkt schon in den ersten Wochen sicher ist und damit gerade in der prekären Umstellungszeit zu einer guten Selbstregulation führt. (Da bin ich schon unsicher, vielleicht entging ich größeren Schwierigkeiten durch die anderthalb Jahre Intensivkosternährung nach *Schnitzer*, in deren genauer Anleitung gleichsam reiche Ernährungserfahrung steckt; ich glaube, daß deshalb *Fradin* so vorsichtig geworden ist – wie in der zweiten Auflage übrigens auch *Burger*.)
3. Daß man anfangs auch wirklich instinktiv die Nahrung aussucht und nicht nach reiner Vorstellung und Augenweide (ich beobachtete bei mir eine starke Neigung, mich auf das zu stürzen, worauf ich vermeintlich Appetit hatte, ohne vorher mit Riechen und Schmekken diese Phantasieannahme zu überprüfen – vergleiche unten: Eine Woche instinktiver Ernährung.)
4. Daß man ein reiches Nahrungsangebot vor sich hat, aus dem auszuwählen sind: sechs Obst- und sechs Gemüsesorten, zusätzlich nach *Burger* auch tierische Produkte, Eier, Meeresfrüchte und Fleisch. (Letzteres lehnt *Jamila Peiter* ab. Sie verficht also einen vegetari-

schen *Burger*. Tatsächlich zeigt die Gießener Vegetarierstudie auch, daß sich ohne tierisches Eiweiß gut, ja besser leben läßt.)

5. Daß dieses reiche Nahrungsangebot auch wirklich Nährwerte enthält und nicht allzuviel Umwelt- und Düngegifte, Nitrate (im Winter in Roten Beten, Radieschen, Kopfsalat), Schwermetalle Cadmium, Blei, Quecksilber (alle Muscheln, Wildpilze), Pestizide: Insektizide, Fungizide, Herbizide, deshalb, wenn möglich, lieber biologisches Obst und Gemüse – biologische Bananen, Zitrusfrüchte und Mangos erhalte ich in einem Reformhaus in Frankfurt. Biologisches Obst und Gemüse enthält nur zwischen fünf bis vierzig Prozent der Schadstoffbelastung, die bei konventionellem Anbau nachgewiesen werden kann. *Burger* vertreibt seit März 1990 sein ausgesuchtes Lebensmittelangebot (Obst, exotische Früchte, Gemüse, Nüsse usw.) auch nach Deutschland – siehe Anhang Orkos Diffusion Seite 115.

Kapitel 9

Gesammelte Werke des Kochens

»Die Menschen gehen lieber zugrunde, als daß sie ihre Gewohnheiten ändern.«

Leo Tolstoi

Nachteile des Kochens

Die Fundamente der Hitzeschädigung legte für mich *Kollath (Die Ordnung unserer Nahrung*, Seite 60). Dann folgte *Burger* – allerdings mit einem besonders durchschlagenden Nachteil des Erhitzens: der Veränderung der Molekularstruktur, mit der unser genetisch programmierter Verdauungsapparat nicht zu Rande kommt. Schließlich fügten die *Natural Hygiene* (auch *Wandmaker, Peiter* u. a.) noch die Verwandlung der in Pflanzen gebundenen, organischen Mineralien in anorganische hinzu, die vom Körper zwar aufgenommen, jedoch nicht mehr verwertet werden können: sie bilden Ablagerungen. Alles in allem wird das gewohnte Kochen zu einer seltsam bizarren Sitte. Die Menschheit lebte fünf Millionen Jahre ohne Kochen, ihre Gene sind daraufhin entworfen. Seit zehntausend Jahren gibt es den Kochtopf (vergleiche *Kollath, »Die Ordnung unserer Nahrung«*, Seite 59). Das reicht nicht für eine genetische Anpassung. Damit ein mutiertes Gen sich in einer Population durchsetzt, muß eine Zeit von etwa hunderttausend Jahren vergehen. Wir leben aber nicht im 900. Jahrhundert, sondern im zwanzigsten. Eine Neukombination der Gene scheint ebenfalls unwahrscheinlich.

Im übrigen ist zu bedenken, daß die Ernährungsforschung erst in den Anfängen steckt. Das volle Ausmaß der Nachteile wird also erst sehr viel später deutlich werden können. Erst zwanzig Vitamine sind bekannt, mit hundert rechnen die Experten, ohne deren Eigenschaften zu ahnen. Diese sind aber mit Sicherheit in der frischen, unbehandelten Nahrung vorhanden.

Man bedenke die großen Perioden der Ernährungswissenschaft: die Entdeckung der Grundnahrungsstoffe Eiweiß, Kohlenhydrate, Fett; das Kalorienzählen; die Vitamine; die Minerale; die Spurenelemente; die Enzyme; und vielleicht ab heute die nachweisbare Lebendigkeit. Hätte man sich zur jeweiligen Epoche der Ernährungsforschung nach dem letzten Wissensstand gerichtet, wäre man schnellstens dahingeschwunden. *»Laß die Nahrung so natürlich wie möglich«* ist also auch ein sicherer Weg. Was wir aber von Kindheit an fälschlicherweise als »natürlich« ansehen, ist die Art und Weise, wie unsere Mutter (in der Regel) das Essen zubereitet. Den Kochtopf verlassen, heißt also in der Umstellungszeit: die Mutter verlassen. (Später wird das neue Essen mit der Mutterimago besetzt und man schaut mit Entsetzen zur üblichen Kochkost.) Wer tut das schon freiwillig? Da muß ein schwerer Leidensdruck kommen – oder eine große Begeisterung und Überzeugung.

1. Verlust der Minerale durch Kochen (in der Flüssigkeit, die nicht gegessen wird): Auslaugung.
2. Ausfällen der Minerale aus dem organischen Gebundensein an die pflanzliche Struktur, somit Verwandlung zu anorganischen Mineralien, die vom Körper nicht gut oder gar nicht verwendet werden können.
3. Verlust aller hitzelabilen Vitamine, insbesondere Vitamin C, dadurch aber ein Vernichten der Vitaminbalance, weil einige Vitamine bleiben, andere unnatürlich entfallen.

4. Verlust aller Enzyme (Fermente), die der Körper zur Verarbeitung der Nahrung und wahrscheinlich auch für sich selbst benötigt. Der große Anteil der autolytischen Selbstverdauung der Speisen entfällt. Die Darmflora arbeitet mit Sauerstoffwechsel und nicht mit Gärungsstoffwechsel. Das bedeutet, daß wir im Falle der Kochkost allein für den Energieverbrauch der Kolibakterien 30 Prozent mehr zu uns nehmen müssen usw.
5. Verklumpung und Denaturierung der Eiweißstruktur und mühsamere Verdauung – vergleiche das schwerverdauliche harte Ei!
6. Noch mehr: Veränderung der molekularen Struktur aller Grundstoffe. Es entstehen NCAs (neue chemische Arten) durch das Erhitzen, die der Körper nur schwer erkennt, wenn überhaupt. In der Grillkartoffel sind allein 450 identifiziert worden, und es ist kein Ende abzusehen. Der Organismus ist an diese neuen, unnatürlichen Verbindungen nicht angepaßt. Sie werden ebenfalls abgelagert.
7. Verlust dessen, was man Lebendigkeit der Nahrung nennt und inzwischen auch wissenschaftlich nachweisen kann. (*Popp*, Kaiserslautern, bestätigte kürzlich wissenschaftlich die Erfahrungswerte von *Kollath*. Lebende Zellen senden ein schwaches Licht aus im Gegensatz zu toten. *Kollath* wies am Frischkornbrei nach, wieviel belebender und wachstumswirksamer er in Versuchen mit Ratten ist als tote Nahrung.)
8. Verlust des natürlichen Aromas und seiner Sofortwirkung auf das vegetative Nervensystem – auch im Dienste der Selbstregulation der Nahrungsaufnahme. Vergleiche wieder eine frische und eine ge-

kochte Möhre. Der gesamte Gewürzhandel beruht auf der vorangegangenen Zerstörung des Geschmacks. Das Salzen erhöht das Unheil. Wir verzehren viel zuviel Salz. In Japan wird die Haupttodesursache Magenkrebs darauf zurückgeführt. Bei uns ist es der Bluthochdruck u. a.

9. Veränderung der Zellmembranen und des Zellinneren (Weichwerden durch Gerinnung, vergleiche wieder die weiche, gekochte Mohrrübe im Kontrast zur festen rohen). Enorme Wirkungen für den ganzen Kauapparat. Kürzlich hat ein Paläoanthropologe die Verkleinerung des menschlichen Gebisses auf das Kochen zurückführen wollen. Das wäre aus einem ganz anderen Grunde interessant: Genetische Veränderung in so kurzer Zeit? Oder geht es hier um eine mangelnde Mineralisierung von Kiefer und Zähnen?
10. Verlust des natürlichen Geschmacks. Zu unterscheiden vom Verlust des Aromas (Geruch). Aber mit denselben Wirkungen des Nachwürzens, wofür eine Milliardenindustrie dankbar ist. Nicht zuletzt resultiert das in einem Abstumpfen der Geschmacksknospen für den natürlichen Geschmack eines Lebensmittels. Es braucht Wochen bis Monate, ehe er sich bei instinktiver Ernährung wieder ganz entfaltet. Das führt aber üblicherweise dazu, daß viele Menschen die Köstlichkeit einer naturgemäßen Ernährung auf Anhieb gar nicht nachfühlen können.
11. Verlust der Instinktsperre durch die Hitzeverwandlung der Nahrung. Dadurch entfällt die Selbstregulation der Ernährung (*Burger*).
12. *»Das Kochen ist im großen gesehen eine Verschwendung von Kalorien.«* (*Kollath*, Die Ordnung unserer

Nahrung, Seite 60.) Es werden zur Zubereitung der Mahlzeit mehr Wärmeeinheiten benötigt, als der Mensch mit seiner Mahlzeit nachher zu sich nehmen kann.

Einige unnötige Vorteile des Kochens

1. In der Eiszeit mußte gekocht werden, um die gefrorene Nahrung aufzutauen, lautet eine These. Ich schwanke, ob sie zutreffen kann, da die neolithische Revolution, die auch den Kochtopf brachte, *nach* der letzten Eiszeit begann.
2. Durch Erhitzen konnte der Mensch sein Nahrungsangebot erweitern – auf Bohnen beispielsweise und anderes Gemüse, das nur gekocht gegessen werden kann. Im gekeimten oder ganz jungen Zustand schmeckt auch dieses Gemüse roh.
3. Erhitzen und Abkochen tötet pathogene Keime. Diese Entkeimungsmethode ist allerdings erst eine Notwendigkeit, wenn Nahrungsmittel gelagert werden. Das geschah in der millionenjahrelangen Sammler- und Jägerzeit des Nomadentums nicht. Seßhaftigkeit, Kochtopf und Entkeimung entstanden in derselben Zeitspanne, in der neolithischen Revolution, dem Beginn von Ackerbau, dem Ende des Paradieses. Heute, im Zeitalter der Kühlschränke, ist diese Methode überholt – selbst die Rohmilch hält entgegen industriellen Behauptungen ebensolange wie die unnötig pasteurisierte Milch.
4. Mit Erhitzen wurde dementsprechend auch konserviert. Konserven sind heute durch bessere Frischhaltemethoden völlig überflüssig. Sie sollten als erstes

im hohen Bogen aus der Küche fliegen (*Kollath*: Stufe 5, mangelhaft).

5. Ein Vorteil, den man – wie die folgenden spekulativen Vorteile – eher als Nachteil ansehen kann: Der Mensch kann sich in eine Mast begeben. Er kann mehr essen, als er braucht. Von *»Mastmenschen«* sprach *Peter Brügge* im SPIEGEL zu Recht. Und das fördert heute den Absatz. *Günter Anders. »Die Industrie bemängelt am* Menschen den *»Mangel an Mangel«*. Nur der Bedürftige ist ein guter Konsument.
6. Spekulation: Wenn alles, was wir essen, seine seelischen Auswirkungen hat, könnte die Eiweißmast zur sexuellen Überregung geführt haben, und zur stärkeren Vermehrung der kochenden Völker, bis sie heute den Erdball beherrschen. Dazu gehört:
7. Spekulation: Alle Vertreter des neuen Essens sprechen von der größeren Ausgeglichenheit und geringeren Gereiztheit der Menschen, die anders essen. Für die Rohkost ist das im *Schnitzer-Report* nachgewiesen worden. Für die Vegetarier sind *Pythagoras, Jesus, Leonardo da Vinci* und *Einstein* ein Beispiel, allerdings nicht *Hitler* – vielleicht wäre er noch schrecklicher gewesen ohne vegetarische Lebensweise. Kurz: die ansteigende Aggressivität als ein Hauptmerkmal der unangemessenen Ernährung, also als eine Form latenten Enttäuschungszorns, resultiert aus dem Kochen, das die instinktive Selbstregulation außer Kraft setzt. Damit ist dem Fleischgenuß Tor und Tür geöffnet, was wiederum die Aggressivität ansteigen lassen soll. Das ist wissenschaftlich leider noch nicht überprüft, wäre allerdings recht einfach zu machen. Wesentlich ist hier das Zusammengehen von Kochen und

Fleischverzehr und zwar auf dem Hintergrund eines unterlaufenen Ernährungsinstinktes. Dann wäre aber die ansteigende Aggressivität ein makabrer Vorteil in kriegerischen Auseinandersetzungen. *»Pazifisten sind wie Schafe, die glauben, der Wolf sei ein Vegetarier«* – dieser Ausspruch von *Yves Montand* könnte die Lage charakterisieren. Der Gereizte siegt über den Friedlichen. So könnte die ganze Zivilisationstheorie von *Freud* statt auf Triebverdrängung und daraus resultierender Kriegslust auf unzureichender Ernährungsbefriedigung aufgebaut werden. Meines Erachtens führt eine fehlerhafte Ernährung zu stärkeren Frustrationen als eine karge Ernährung, die das Leben erleichtert und verlängert (vergleiche *Ralph Bircher*, siehe Buchhinweise).

Kapitel 10

Einige Erlebnisse mit der neuen Ernährung

»Erst machst Du die Gewohnheit, dann macht die Gewohnheit Dich.«

Eine Regel, die sich günstig auswirkt, wenn man sich gute Gewohnheiten schafft.

Persönliche Erfahrungen überzeugen so stark, daß Ernährungspioniere ihre Eßweise, die sie von Leid, Krankheit und Krebs heilte, allen Menschen empfehlen, wenn nicht aufdrängen möchten. Der kardinale Fehler liegt darin, daß der andere nicht als ein anderer gesehen wird, sondern als ein Ebenbild. Das Kernproblem, ob der eigene Erfolg verallgemeinert werden kann, sollte von der Wissenschaft gelöst werden. Doch sind wissenschaftliche Interessen heute im wesentlichen finanzielle, sprich industrielle Interessen – und von daher ist eher ein Lob der prozessierten, hochverarbeiteten Ware zu erwarten, denn nur daran wird kräftig verdient. Wer also interessiert sich wissenschaftlich wirklich für die Gesundheit? Am ehesten noch die Krankenkassen. Vor allem aber die Menschen selbst, die lebendig bleiben und nicht erkranken möchten. Kurz: ich berichte über einige kleine Erlebnisse, die mich am stärksten überzeugten – und weiß nicht, ob sie hilfreich sein können.

Der unheilbare Knochenbruch

Mein biologisch orientierter Zahnarzt erzählte mir diese Geschichte: Er wird seit Jahrzehnten als zahnärztlicher Konsiliarius in das benachbarte Marienhospital gerufen – meist wenn eine Notlage es erfordert. Eines Tages wird er zu einem neunjährigen Mädchen gebeten, das schon seit einem Jahr stationär behandelt wird. Er schaut ihr in den Mund und ist entsetzt: fast kein Zahn ohne kariöse Löcher. Er schaut in die Schublade des Nachttisches und findet, was er erwartet hatte: sie ist randvoll gestopft mit Süßigkeiten. Nun sagt er zum Kind: *»Weißt Du, ab heute machen wir alles anders. Krieg keinen Schreck und sieh mal, was ich jetzt tue.«* Vor den Augen des Kindes kippt er die süße Pracht in den Papierkorb. *»Süßigkeiten ziehen den Kalk aus Zähnen und Knochen«*, meinte er noch erläuternd, ohne daß er ahnte, was noch folgte. Da er sich dem Kind, das durch die lange Krankenhauszeit entnervt war, liebevoll zuwandte, hatte er es für sich gewonnen – trotz der einschneidenden Zuckervernichtung.

Dann hörte er die tragische Entwicklung der letzten zwölf Monate: Das Mädchen hatte sich das Bein gebrochen. Ein einfacher, unkomplizierter Bruch, der in der Regel mit Kallusbildung und Kalkeinlagerung in sechs Wochen verheilt und zur Entlassung aus dem Krankenhaus führt. Nach vier Wochen aber stellten die Ärzte zwar Kallusbildung fest, doch keinerlei Anzeichen von Kalkeinlagerung. Nach acht Wochen waren sie über denselben Befund völlig verblüfft, nach zwölf Wochen standen sie vor einem Rätsel, nach sechzehn Wochen sorgten sie sich ernsthaft. Sie dachten an eine genetisch bedingte (!!) Stoffwechselstörung. Im siebten Monat – keine ärztliche Maßnahme hatte bisher geholfen – drehte das Kind durch. Die Krankenhauszeit war eine seelische Überforderung. Dennoch konnte man nicht an Entlassung denken: völlig unverkalkt war die Bruchstelle verblieben.

Im zwölften Monat wurde der Zahnarzt nun gerufen. Er erkannte an den Zähnen sofort die allgemeine Stoffwechselsituation und sprach mit dem Stationsarzt. *»Das Kind sollte ab sofort keine Krankenhauskost mehr erhalten«*, meinte er. Der behandelnde Arzt, Kummer mit dem

Kind gewöhnt, brauste verständnislos auf: *»Sind Sie verrückt?«* Normale Ärzte verstehen nichts von Ernährungsmedizin. Mein Zahnarzt setzte fort: *»Ich werde ihr täglich das Essen bringen.« »Gut«*, lenkte der Stationsarzt ein, *»wenn Sie sich die Mühe machen wollen.«* Die Ärzte waren ohnehin am Ende ihrer Kunst. Als mein Zahnarzt zur Tür hinausging, sagte er zum Abschied noch: *»Das Kind liegt seit einem Jahr hier auf Station, ohne daß Sie weiterkommen. Die vergebliche Behandlung hat eine Unsumme von Krankenkosten verschlungen. Ich verspreche Ihnen, daß das Kind mit der anderen Ernährung in sechs Wochen das Krankenzimmer verlassen hat.«* Ungläubig starrte der Stationsarzt ihm nach.

Täglich brachte nun mein Zahnarzt das Essen ins Hospital: Vollwertkost mit viel frischen Sachen. Ein rührender Samariterdienst. Er sorgte für regelmäßige Höhensonnen-Bestrahlung. Nach sechs Wochen verließ das Kind selig das zum Alptraum gewordene Krankenhaus – und ist natürlich heute eine überzeugte Anhängerin des neuen Essens.

Die brennenden Kiwis

Einen Tag konnte ich leider nur auf einem fünftägigen Seminar zur Vitalkost (vegetarischer *Burger*) bleiben, das *Jamila Peiter* in Schmitten/Taunus durchführte. Am Abend erlebte ich erstmals eine Einführung in das instinktive Essen, das ich autodidaktisch allerdings schon seit drei Wochen zu Hause erprobt hatte. Wir saßen paarweise am fruchtgedeckten Tisch. Ich war ganz scharf auf Mangos und wollte am liebsten »Mono« essen, das heißt an diesem Abend nur Mangos bis zur instinktiven

Sperre, die ich so richtig noch nicht kannte. Als ich jedoch die Augen schloß und mir meine Nachbarin alle Obstsorten in winzigen Stücken erst zu riechen und dann zu schmecken gab, rangierte Mango erst an vierter, fünfter Stelle, während Kiwi mir am besten gefiel. Ich aß also Kiwis. Mehr als drei hatte ich bisher nie verzehrt. Als ich bei der fünften war, dachte ich, daß die Instinktsperre vielleicht doch nur ein psychisches Gruppenphänomen in *Burgers* Landschloß wäre und in Wirklichkeit nicht existierte. Als ich die Hälfte der sechsten gegessen hatte, wurde ich eines anderen belehrt: am hinteren Rand meiner Zunge links und rechts begann es stechend zu brennen, als ob ich dort auf Brennesseln gestoßen wäre. Es ging einfach nicht, weiter Kiwi zu essen. Und ich mußte mich dazu bereitfinden, die halbe Kiwi wegzutun – was mir sehr gegen den Strich ging (alles aufessen, wie zu Kriegszeiten, nichts vergeuden, war meine stille Maxime). Dann folgte nach einer erneuten Prüfung die nächste Frucht – ich glaube, es war Ananas. Dabei war das stechende Brennen völlig verschwunden. Wer es einmal erlebt hat, ist überzeugt. Bei Bananen und Avocados, behauptet *Fradin*, gibt es keine Instinktsperre. Jede Frucht hat ihre eigene Form der instinktiven Bremse. Bei Zitrusfrüchten ist es ein starkes pelziges Gefühl auf den Lippen, bei Trauben ein verstopftes Gefühl im Hals usw.

Der köstliche rohe Lachs

Eines Abends hatte ich große Lust auf rohen Lachs. Ich kannte ihn bisher nur aus dem italienischen Gericht »Carpaccio di salmone«, bei dem er mit einer Soße aus Olivenöl, Kräutern, Zitrone, Salz und Pfeffer serviert wird.

Nun aber wollte ich ihn »instinktiv« essen – ohne jeden Zusatz, das nackte Fleisch. Rohen Fisch kannte ich auch aus japanischen Restaurants, wo er mir – ebenfalls angemacht – sehr gut schmeckte.

Man muß dazu wissen, daß mein köstlichstes Gericht ein in Alufolie (cave Altzheimer, weiß ich inzwischen) gebackener Lachs war, dem ich nur Salz und Olivenöl zusetzte. Dieses himmlische Gericht, das ich vorzugsweise an der französischen Atlantikküste in einer sogenannten »tollen Pfanne« zubereitete (sie arbeitet nur mit Heißluft aus der Gasflamme), dieser Gaumenzauber also, ließ mich äußerst skeptisch werden gegenüber dem Geschmack rohen Lachses. Ich holte ihn mir möglichst frisch aus meinem italienischen Lieblingsrestaurant. Es sollte ein Dinner for two werden. Wir wollten auch etwas feiern. Ich hatte zwei übliche Tranchen besorgt, doppelt daumenbreit.

Es war für mich nun kaum zu fassen, wie köstlich der erste Bissen des rohen Fisches schmeckte. Es war eine Art aromatischen Regenbogens, der sich in meinem Mund auftat. Nie wäre daran zu denken gewesen, solche Vielfalt und Intensität mit Gewürzen zu erreichen. Mein »bestes Kochgericht« war eindeutig ausgebootet. Und so schwelgte ich auch beim zweiten und dritten Bissen. Dann aber, beim vierten schon, schwenkte der ganze Geschmack um ins Teigig-Fettige. Ich untersuchte das Fleisch. Es war wie die vorigen Bissen. Ich hatte kaum ein Drittel meiner Tranche gegessen. Wir wollten doch etwas feiern. Zu kurz war der Genuß. Die Instinktsperre erwies sich hier als herb. Und da kam ich auf eine Ausnahmeidee: wir machen uns eine kleine Soße – nur Zitrone, Knoblauch, Vollmeersalz – und essen weiter.

Gesagt, getan. Ich war nun zum zweiten Mal sprachlos: die Soße war gelungen, der Fisch ließ sich plötzlich sehr schmackhaft – wenn auch mit kleinen Abstrichen im Vergleich zu den ersten Bissen – weiterverzehren. In kurzer Zeit waren die restlichen zwei Drittel verschwunden. Die Instinktsperre war leichter Hand unterlaufen. Mir war jedoch klar, daß mein Körper das Fischeiweiß nicht benötigte und – wie *Burger* betont – irgendwo ablagerte.

Das erste instinktive Essen im Restaurant

Es war unser traditionelles vorweihnachtliches Essen im italienischen Restaurant. Italiener empfehlen sich für Rohkost, weil ihre Köche flexibel sind und sie für frische Sachen noch Sinn haben.

So hatte ich in der *»Schnitzer Zeit«* von anderthalb Jahren bereits häufiger eine Sonderanfertigung in Auftrag gegeben: den von mir so benannten »Insalata Garibaldi«, in der Hoffnung, daß ein Name und besonders der eines Nationalhelden den Koch zu einer höheren seelischen Besetzung bewege. So geschah es auch regelmäßig. Da ich einen üppigen Salat nur mit rohem Gemüse bestellte (sonst findet man von den Vorspeisen viel gekochte darunter), erhielt ich auf einer großen Silberplatte einen Prachtsalat, um den mich alle beneideten. Der Koch hatte sich mit einer speziellen Raspelmaschine alle ästhetische Mühe gegeben: Möhren und Rettich waren in feinen, breiten, endlosen Bändern der Länge nach gehobelt usw. Er war allerdings mit Zitrone und Olivenöl angemacht – wie es meinem damaligen Essen auch entsprach.

Nun bestellte ich wieder diesen Salat, aber mit der

Soße extra. Diesen Tip hatte ich aus *Jamila Peiters* Seminar. Die ganz rohe Bestellung versteht kaum ein Kellner. »Sauce apart« ist aber ein gewohnter Auftrag. Zitronen, Öl und Aceto balsamico kamen also extra und blieben ungenutzt. Ich konnte nach *Burger* auswählen, welches Gemüse ich nun zuerst, als zweites und als drittes essen mochte. Wir hatten die Riesenplatte, die den ganzen Tisch bedeckte und bei dem Wirt keine Verarmungsängste aufkommen ließ, zu zweit bestellt, so daß die gemeinsame Auswahl noch größer war.

Voran aber gab es ein »nacktes Carpaccio di Salmone« – auch keine Schwierigkeit, nachdem ich den verdutzten Kellner freundlich am Handgelenk nahm und ihm versicherte, daß er nichts falsch machen werde, weil er mich richtig verstanden habe. Es war ein dünn geschnittener roher Lachs. Er schmeckte verständlicherweise nicht so überragend wie der zu Hause (wenn er wie üblich angemacht wird, ist sein Alter kaum noch wahrzunehmen – das gehört zu den Vorteilen des Kochens aus der Wirtsperspektive). Es war ein gelungenes Mahl – mit dem großen Vorteil, daß wir nach dem Essen munter und nicht müde wurden wie die anderen. (Alles Gekochte bewirkt die Verdauungsleukozytose, ein Abwehrvorgang gegen erhitzte Nahrung, der zusätzliche Kräfte kostet. Bei frischen Speisen tritt sie nicht auf.)

Es macht mir inzwischen Vergnügen auszuphantasieren, welchen instinktiven Weg ich in welchem Restaurant gehen könnte. Wenn auch ein auswärtiges Essen immer ein Kompromiß bleiben wird gegenüber einer Mahlzeit zu Hause, so ist es doch mit einigen erfinderischen Ideen zu realisieren.

Übrigens gab es ein Restaurant nach *Burger* in Paris

»Nature Burger«. An einer Probierauslage konnte man sein Essen instinktiv zusammenstellen und bezahlte je nach Umfang des Mahles. Allerdings war für eine beliebige Portion rohen Fleisches ein Einheitspreis festgelegt worden. Das nutzten die Anlieger weidlich aus: sie aßen eine Woche fleischfrei, um dann »reinzuhauen«. Das habe vor allem zum Ruin des Lokals geführt. Vielleicht wird es wieder eröffnet.

In Brüssel gibt es ein Restaurant, das nach *Fradin* serviert: *»Jardin Original«, 65 Rue de Terval, Bruxelles. Inhaber: Henri Daumerie*

Eine Woche instinktiven Essens

Nach dem Seminar bei *Jamila Peiter*, als ich mich durch das gemeinsame Essen und durch weitere Information sicherer fühlte, notierte ich die Mahlzeiten meiner fünften Woche. Von Lebensmittelkombination hatte ich bis dahin zuwenig gehört und erlebt. Erst als ich später *Wandmaker* zu lesen begann, bin ich manchmal auf »Mono« übergegangen, also mittags oder abends nur eine Fruchtsorte, beispielsweise Äpfel oder Birnen oder Sharon oder Bananen oder Ananas.

Sonntag:

morgens	1 Teelöffel Honig (mit Gelee royale)
vormittags	einen Liter Mineralwasser (still) Volvic
mittags	1 Pepino (Melonenbirne, tropische Frucht) 2 Papayas

	6 Bananen
	ca. 30 Weintrauben, rot und weiß
nachmittags	einen halben Liter Volvic-Wasser
	5 Walnüsse
	5 Haselnüsse
	5 Mandeln
	1 Johannisbrot
	1 Teelöffel Honig
abends	1 Austernpilz
	3 Champignons
	2 Avocados
	1 Paprika

Montag

morgens	1 Teelöffel Honig (mit Gelee royale)
vormittags	einen Liter Volvic-Wasser
mittags	ca. 40 Trauben
	¼ Ananas
	3 Bananen
nachmittags	1 Liter Volvic-Wasser (nach der Sauna)
abends	Obst – Gemüse – Nüsse – Honig:
	3 Sharon (neue israelische Frucht, Kaki ähnlich)
	15 Trauben
	1½ Birnen
	– – – Pause 20 Minuten
	Daumenbreit Lauch
	Daumenbreit Batate (Süßkartoffel)
	1 Weißkohlblatt
	Daumenbreit Pastinak

	3 Walnüsse
	5 Mandeln
	1 Paranuß
	1 Teelöffel Honig

Dienstag:

morgens	1 Teelöffel Honig (mit Gelee royale)
vormittags	einen Liter Volvic-Wasser
	mittags (Resteverwertung)
	2 Birnen
	½ große Ananas
	½ Kiwi
	3 Bananen
	Sperre gegen Apfel und Granatapfel beim ersten Bissen
nachmittags	10 Haselnüsse
	1 Teelöffel Honig (franz. Sonnenblume)
abends	1 Papaya
	30 Trauben
	5 Nüsse

Mittwoch:

morgens	1 Teelöffel Honig (mit Gelee royale)
vormittags	einen Liter Volvic-Wasser
mittags	1½ Sharon
	1 Pfund süße Trauben
nachmittags	4 Johannisbrote
abends	kräftiges Stück rohes Bio-Rindfleisch

(¾ handgroß)
– – –
1 Tomate
1 eigroßen Rotkohlrest
3 große Blatt Weißkohl
1 handvoll Feldsalat
1 Büschel Schnittlauch
1 Avocado
– – –
½ Guayave
30 Trauben
5 Mandeln
5 Haselnüsse
1 Teelöffel Honig
4 Mana Scheiben (stangenartige, lange Schote, von Burger Kassiesfrucht genannt, die darin enthaltenen Scheibchen, herzhaft süß, lutscht man)

Donnerstag:

morgens	1 Teelöffel Honig (mit Gelee royale)
vormittags	einen Liter Volvic-Wasser
mittags	3 Birnen
	1 Papaya
	2 Bananen
nachmittags	5 Johannisbrote
	2 Walnüsse
abends	1 kleiner Teller angemachter Salat (Geschenk)
	1 Avocado

	1 Tomate (nicht bio, Magenkneifen)
	– – – 1 Stunde später
	ca. 30 Trauben

Freitag:

morgens	1 Teelöffel Honig (mit Gelee royale)
vormittags	einen Liter Volvic-Wasser
mittags	1 Honigmelone
	– – – 1 Stunde später
	4 kleine Äpfel
	2 Bananen
	ca. 40 Weintrauben
nachmittags	3 Johannisbrote
	10 Nüsse
abends	(zu vielerlei, von Lebensmittelkombination keine Ahnung)
	1 Mango
	1 Sweety (honigsüße Pampelmuse)
	1 Papaya
	1 Sharon
	2 Avocados
	3 gehäufte Eßlöffel gekeimte Weizenflocken (frisch aus dem Bioflocker, siehe Literaturverzeichnis: Desaga)
	4 Walnüsse
	4 Haselnüsse
	2 Teelöffel Honig

Samstag:

morgens	1 Teelöffel Honig (mit Gelee royale)
vormittags	einen Liter Volvic-Wasser
mittags	sehr viele Trauben
	1 Birne
	2 Bananen
nachmittags	4 Mandeln
	2 Eßkastanien (Maronen)
	2 Johannisbrote
abends	(17 Gemüseproben – kosten auch ihre Zeit)
	etwas Lauch
	reichlich Petersilie
	1 Paprika
	4 Tomaten
	½ Avocado
	2½ Birnen
	3 Passionsfrüchte
	10 Physalis (orangefarbene, kirschenähnliche, herbaromatische Frucht in pergamentenen Blütenblättern eingehüllt)
	1 Sharon
	10 Weintrauben
	6 Walnüsse
	2 Teelöffel Honig (mexikanisch)
	4 Mana Scheibchen

Das war eine gute, bekömmliche Riesenmahlzeit.

Manche Gemüse oder Früchte kommen in dieser Woche mehr oder weniger zufällig gar nicht vor, zum Beispiel

Chicorée oder Litschi. Deshalb später meine Gemüse-, Obst- und Nußtafel (siehe unten).

Fata Morgana der alten Gelüste

Relativ spät flammten auch bei mir die alten Gelüste auf. In der sechsten Woche hatte ich plötzlich auf der Heimfahrt von der Klinik einen nahezu unwiderstehlichen Drang nach Bratensoße. Da ich Bratensoße jedoch nie besonders schätzte, kam mir das verdächtig vor.

Schnell wurde mir klar, daß sich hier ein Bedürfnis nach bestimmten Nahrungssubstanzen notwendigerweise in eine Vorstellung oder in ein Geschmacksbild einkleidete, das noch vom alten Essen stammte. Denn diese jahrzehntelangen Geschmackserlebnisse sind viel stärker legiert mit dem vermutlich physiologischen Sinn für spezielle Nährstoffe. Die neuen Erlebnisse sind noch zu jung, zu selten verknüpft mit besonderen Mangelempfindungen, um greifen zu können. Ich bin sicher, daß sie mehr und mehr die alten Erinnerungsbilder ersetzen werden – andernfalls würde der Ernährungsinstinkt gleichsam ohne jede Gedächtnishilfe funktionieren müssen. (Eine Freundin erzählte mir übrigens dazu, daß ihr Vater, von Beruf aus Kaffeekoster, er hatte den gleichen Geschmack einer bekannten Kaffeesorte zu garantieren, die Jahr um Jahr aus anderen Ernten zusammengestellt werden mußte – stets verkündete, daß »Geschmack kein Gedächtnis« habe, sondern nur im aktuellen Vergleich sicher sein könne. Das wäre eine Analogie zum absoluten Gehör, das es auch nicht geben soll.)

Die Verkoppelung von Mangelzuständen mit Nahrungserinnerungen ist vielleicht am besten bekannt aus den »bizarren« Gelüsten schwangerer Frauen – etwa nach saurem Hering, der den erhöhten Bedarf an Mineralstoffen absättigen kann.

Was wurde nun aus meiner Bratensoße? Ich versuchte sie mir zu Hause in das neue Essen zu übersetzen – das war die entscheidende Erkenntnis, die mich gegen die häufigen erwähnten Rückfälle (*Burger, Wandmaker, Peiter*) feite. Mit einem wachsam befolgten Ernährungsinstinkt ist das Verlangen schnell zu entschlüsseln: Als ich Avocados gegessen hatte, war das Gelüste nach Bratensoße völlig verschwunden. Ich prüfte mich intensiv: Sie langweilte mich. Offensichtlich war das Nährstoffbedürfnis, das sich mir altmodisch in »Bratensoße« übersetzt hatte, nun von den Avocados befriedigt.

Ähnliches geschah später. In einem Karl-Valentin-Film verlockten mich plötzlich Bratwürste mächtig. Mir lief das Wasser im Mund zusammen. Dieses Verlangen schwand ganz dahin, nachdem ich Johannisbrot gegessen hatte.

Und gestern, als ich mich erst spät nachmittags zum Mittagessen setzte, weil ich diesen Text fertigstellen wollte, überfraß ich mich im Heißhunger an wohlschmekkenden Cashewkernen. Dieses Übermaß lag nicht zuletzt daran, daß ich mir während des Essens von meinem Sohn Nikolas ein neues Buch über große Segelschiffe vorführen ließ. Der Instinkt wird durch diese Nebentätigkeit überspielt. (Später erfuhr ich, daß alle Cashewkerne erhitzt seien, so daß auch auf diese Weise die Instinktsperre nicht mehr in Kraft ist.) Abends lag mir dann das Päckchen Nüsse wie ein Stein im Magen. Ich sehnte mich – auch schon Jahre nicht mehr passiert – nach einem Schnaps. Als ich wie zufällig nach den scharf-sauer-herben Physaliskirschen griff, um zu probieren, ob sie mir zum Abendbrot lägen, war ich völlig verdattert, daß sie mir genau das boten, was ich im Schnaps suchte.

Eine Reise nach Thailand

Im Februar – März 1989 reiste ich für vier Wochen nach Thailand. Mein erwähnter Freund Manfred kam über Japan dorthin. Wir begingen unser dreißigjähriges Freundschaftsjubiläum mit dieser gemeinsamen Fahrt. Da ich gerade angefangen hatte, mich instinktiv zu ernähren, wollte ich auch in der fremden Ferne dabeibleiben. Meine Sorgen hielten sich in Grenzen. *Jamila Peiter*, mit der ich mich beriet, hatte sich bei zwei jeweils mehrmonatigen Reisen nach Thailand vollständig mit frischer Kost ernährt und sich nicht einmal gegen Malaria impfen lassen. Soweit reichte mein Mut nun doch nicht – da es dort eine wenn auch seltene, aber tödliche Form der Malaria gibt.

Das Hauptproblem war eine mögliche Infektion durch frisches, verunreinigtes Gemüse oder Obst, das ich nicht schälen wollte. *Bruker* vertritt die Ansicht, man verlöre durch Schälen an Wertstoffen mehr als an Pestiziden. Und mir war Schälen auch zu umständlich. Da hörte ich von einem Kniff: eine Messerspitze der violetten Kristalle von Kaliumpermanganat – für wenig Geld in jeder Apotheke zu haben – machen aus zwei Liter Wasser eine desinfizierende Lösung, die in wenigen Minuten Gemüse und Obst von möglichen Erregern befreit. Mir wurde von meinem Apotheker versichert, daß Kaliumpermanganat völlig ungiftig sei und – worauf ich natürlich viel Wert legte – ganz geschmacksneutral. Mit diesem Döschen glitzernder Kristalle und einer Edelstahl-Schüssel (um fünf Liter Fassungsvermögen) zog ich also durch die Lande und die Hotels, stets in der Lage, was ich auf den üppigen Märkten erstanden hatte, sofort zu reinigen und zu verzehren. Einfacher ging es wirklich nicht. *Jamila Peiter* hatte auch das nicht für nötig befunden, war damals aber schon jahrelang instinktiv ernährt, also abwehrresistenter.

Mutprobe beim Überwinden einer sogenannten Blutvergiftung

Ein Unglück erwischte mich auf dieser Reise doch. Ich saß auf der kleinen überdachten Veranda unserer Bambushütte an einem fußhohen Brettergebilde, das ich als primitiven Tisch zum Schreiben zu nutzen versuchte. Der Blick durch die Kokospalmen auf die türkisfarbene, felsenumsäumte Lagune kam mir unwirklich vor. Verträumt schob ich meinen rechten Fuß über die ungehobelten Planken des Verandabodens und spürte einen tiefen, stechenden Schmerz am Großzehenballen. Es stellte sich heraus, daß ich mir einen pfeilspitzen, zehn Zentimeter langen Hartholzsplitter zu dreiviertel in die Fußsohle getrieben hatte. Mit dem Entschluß, alle Schmerzen geradezu indianisch aushalten zu wollen, zog ich mir den langen Teakholzstachel heraus, obwohl seine Widerhaken auch noch meine letzte Kraft erforderten. Mir war klar, daß zwingend notwendig war, den großen Splitter zu entfernen und dafür zu sorgen, daß die Wunde möglichst gut blutete, um sich selbst zu reinigen. Das nun tat sie nicht genug. Es handelte sich um eine Stichverletzung mit allen Risiken einer Infektion durch tropische Erreger. Meine letzte Tetanusimpfung lag auch weit zurück. Die nächste medizinische Station war nur umständlich zu erreichen, etwa zwei Stunden mit dem Boot. Ich kramte mein ärztliches Wissen zusammen, um zu klären, was alles geschehen könnte, und wollte schließlich – in der klassischen behandlungsweisenden Haltung eines Arztes, die ich meinen Studierenden stets vor Augen hielt: der Arzt geht nicht zum Arzt – den Lauf der Dinge abwarten. Die Wunde schmerzte zunächst, sie »klopfte« – aber das schien mir nach Lage der Dinge normal. Schon am nächsten Tag hatte ich sie ganz vergessen, als ich am Strand gehend auf dem rechten Fußrücken einen langen roten Streifen bemerkte, der sich vom Innenrand bis unter die Höhe der Knöchel erstreckte. Zuerst dachte ich an einen Kratzer, dann aber flog meine Verleugnung auf: es war unzweideutig eine sogenannte »Blutvergiftung«, also eine starke entzündliche Reaktion der Lymphgefäße aufgrund eines toxischen Reizes beim Abtransport all der Produkte und Verunreinigungen, die bei Verletzung in einer Wunde anfallen. Das war nun doch ein Schock. Vergeblich blätterte ich in *A. Vogels* Tropenführer (der mir für Reisen in südliche Länder sehr empfehlenswert scheint), um eine Naturbehandlung für diesen Fall ausfindig zu machen. Es gab nicht einmal das Stichwort. Dann erinnerte ich mich dunkel an eine Stelle in *Guy Claude Burgers* Buch, wo von einer ähnlichen Vergiftung die Rede war und außer instinktivem Essen nichts weiter getan wurde. Nun war ich bereits zwei Jahre lang ohne Gekochtes (von etwas Brot im ersten Jahr abgesehen) und immerhin drei Monate instinktiv ernährt, so daß meine Ausgangslage trotz jahrzehntelanger Allerweltskost nicht ungünstig schien. Bedachte ich die Möglichkeiten einer ärztlichen Behandlung, die bequemlichkeitshalber auf Antibiotika und einen lokalen Eingriff hinauslaufen, aber bürokratisch nervend, urlaubsunterbrechend und sehr zeitraubend werden dürfte, und sah demgegenüber die Verlockung, eine Probe aufs Exempel zu riskieren, daß heißt nichts zu machen und mich auf die Berichte der instinktiv Ernährten zu verlassen, dann war meine Entscheidung ziemlich sicher: Ich wollte das Wachsen des roten Strichs abwarten – zumal ich noch eine Beinlänge Zeit hatte, bis er an den Leisten unkontrollierbar im Körperinneren verschwand – und mir so selbst beweisen, daß meine Abwehrlage, mein Immunsystem, durch das bisherige instinktive Essen stark genug war, ohne Antibiotika und kleine Chirurgie mit der Infektion fertig zu werden. Eine solche Gelegenheit werde kaum wiederkommen, dachte ich. Aber mir war beim Ernst der Lage doch auch mulmig.

Bis zum Abend verlängerte sich der rote Strich um etwa vier Zentimeter bis knapp über die Knöchel. Ich schlief erstaunlich gut. Am nächsten Tag war der bedrohliche Streifen nicht verlängert, ja, er schien mir schon etwas abzublassen. Schließlich verschwand er langsam aber sicher ganz. Für meine Freunde war dieser Effekt des instinktiven Essens am aufregendsten. Natürlich kann man das nur an sich selbst erproben – und das wünsche ich nun niemandem.

Die Entdeckung der Wildkräuter

Auf einer vierzehntägigen Wanderung durch die westliche Azoreninsel Flores wurde mir eine eigenartige Wirkung von Wildkräutern nach und nach auffällig. Wir waren zu zweit und sammelten fast regelmäßig für unseren abendlichen Salat Pflanzen und Blätter im umgebenden Gelände unseres freien Zeltplatzes: Löwenzahn, Sauerampfer, Giersch, Wegerich, wilde Möhre, Klee, Pfefferminze usw. Das Knollengemüse zu diesem Blattgrün trugen wir im Rucksack mit: Karotten, Gurken, Rüben. Aus Obstessig, Olivenöl, Brechts Salatkräutern, etwas Meersalz und Cayennepfeffer bestand unsere Lieblingssalatsoße, die wir fertig geschüttelt in einer Wanderflasche mit uns führten. Frischer Knoblauch kam immer dazu. Wir hatten trotz leichtester Ausrüstung schwere Rucksäcke zu tragen – 30, beziehungsweise 24 Kilo – und in dem meist steilen Gelände zwar kurze, aber sehr anstrengende Tagesstrecken zu bewältigen. Wenn ich die gesammelten Wildpflanzen im Salat aß, fühlte ich innerhalb kurzer Zeit – etwa in zehn bis fünfzehn Minuten – eine eigenartig belebende, sozusagen straffende, tonisierende Wirkung. Zuerst führte ich das auf das Essen insgesamt zurück. Da wir aber hie und da nichts sammelten, konnte ich regelmäßig beobachten, daß die Wirkung dann auch ausblieb.

Das war zur Zeit, bevor wir mit dem instinktiven Essen begannen. Markus, einer meiner Freunde, sehr kenntnisreich in Botanik, hatte mir vor dieser Reise auf einem kleinen Ausflug das Bestimmen der wesentlichen Wildpflanzen beigebracht. Ich kaufte mir einen kleinen Führer dazu und war ausreichend ausgestattet. Später in der Stadt und beim instinktiven Essen geriet diese Ernährung direkt aus der freien Natur fast aus meinem Sinn, bis ich vor kurzem feststellen konnte, daß *Chrysostomos* (siehe Bücherhinweise) Wildpflanzen an die erste Stelle wertvoller Ernährung gesetzt hatte. Da fiel mir wieder meine eigenartige Tonisierung ein – und kürzlich auf einem Ausflug, als ich mit einem Salat von der reinen Linie instinktiver Ernährung abwich, bemerkte ich sie aufs neue. Sie stellt sich auch bei selbstgezogenen Küchenkräutern auf dem Balkon ein wie Schnittlauch, Petersilie, Bohnenkraut, Zitronenmelisse, Pfefferminze, Rosmarin, Oregano usw. Inzwischen bin ich auf den Geschmack gekommen und esse sie auch pur ohne Salatzubereitung – da brauche ich natürlich nur wenig. Dennoch tritt die Wirkung auf. Es keimt in mir der romantische Traum, mich von einer Wildwiese zu ernähren. Schon als Kind hatte ich einen bewundernden Neid Kühen gegenüber nicht verhehlen können, wenn sie das fette Gras mit gebogener Zunge bündelten, rupften und saftig kauten – vielleicht standen die allzu mageren Jahre der Kriegszeit Pate – immerhin war es ein witzig-rührendes Erlebnis, dem ich mich erst Jahrzehnte später mit Feldsalat nähern konnte (siehe dazu unten: Tafel der Wildpflanzen).

Kapitel 11

Meine Obst-, Nuß- und Gemüsetafel

»La Santé par le plaisir«
»Gesundheit durch Genießen«

Guy Claude Burger

Diese Sorten von Obst, Gemüse und Nüssen halte ich ziemlich regelmäßig (saisonbedingt). Sie zeigen, welcher Unsinn es ist, von asketischer Lebensweise zu phantasieren, wenn man instinktiv zu essen beginnt. Im Gegenteil wird deutlich, daß es hier um eine vergleichsweise luxuriöse Lebensform geht, die in der Winterzeit nur durch die heutige Versorgung mit Früchten ferner Länder möglich ist. Das wird allerdings vom Entwicklungsdienst gefordert zur Unterstützung der Nationen in der Dritten Welt. (Er hat deswegen einen sehr schönen, kleinen Prospekt herausgegeben – beim Südfruchthändler nachfragen.)

In der Alltagspraxis braucht man einen guten und leicht erreichbaren Gemüsehändler mit tropischen Früchten. Wenigstens zweimal in der Woche muß man frisch einkaufen.

Mehr und mehr gibt es auch südliche Biofrüchte: Zitrusfrüchte von Heirler aus Spanien, Bio-Bananen aus USA oder – sehr aromatisch, aber noch teuer – aus Togo.

Früchte
Ananas
Apfel *(viele Sorten)*
Apfelsine
Aprikose
Banane
Birne *(viele Sorten)*
japanische Birne
Clementine
Datteln
Feigen
Granatapfel
Granadilla
Guayave
Khaki
Karambole

Kiwi
Kirsche
Litschi
Lulo
Mango
Melone *(viele Sorten)*
Pampelmuse
Papaya
Passionsfrucht
Pepino
Pflaume *(viele Sorten)*
Physalis
Sharon
Sweety
Trauben
Zitronen

Trockenfrüchte:
(nur wenn unbedingt nötig)
Aprikosen
Datteln *(Orkos Diffusion [Burger] führt 6 unterschiedliche Sorten)*
Feigen
Rosinen

Nüsse u. a.
Cashewnuß *(nicht mehr: alle erhitzt)*
Casse-Frucht
(deutsch: falsches Mana)
Erdnuß *(nicht mehr: fast alle haben cancerogene Aflatoxine)*
Haselnuß
Johannisbrot
Kokosnuß
Kürbiskerne
Mandeln
Maronen
Paranuß *(nicht mehr: Strontiumsammler)*
Pinienkerne
Pistazien
Sonnenblumenkerne *(ungeschält, sonst immer ranzig wegen Mikroverletzung)*

Gemüse

Gemüsefrüchte
Avocado
Paprika
Tomate
Zucchini
Kürbis
Gurken

Gemüsefrüchte lassen sich im Gegensatz zu Gemüsen mit Früchten gut zusammen essen.

Gemüse
Batate
Brokkoli
Chicorée
Fenchel
Karotten
Keime:
Alfalfa
Gerste
Hafer
Kichererbse
Klee
Linse
Mungo
(grüne Sojabohne)
Reis
Rettich
Knoblauch

Kohl
Grünkohl
Rosenkohl
Rotkohl
Weißkohl
Wirsingkohl
Kräuter – *soviel man Lust hat, roh zu essen*
Lauch
Pastinak
Petersilie

Pilze
Austernpilze
Champignons
Shiitake*

Radieschen
Rettiche:
weiß, schwarz

Rote Bete

Rüben

Salate
Eissalat
Endiviensalat
Feldsalat
Kopfsalat
(nur Bio wegen Nitrat)
Schalotten
Sellerie
englischer Sellerie
Topinambur
Zwiebeln

Samen
Leinsamen
Sesamsamen

* (ein sagenumwobener chinesischer Pilz, den man an einem Baumstamm im Zimmer selbst ziehen kann, siehe Adressen: Pilzzucht, schmeckt phantastisch) Wildpilze sind nicht mehr zu empfehlen, sie sammeln die »drei Bösen«: Cadmium, Blei, Quecksilber.

Kapitel 12

Wildpflanzen sind Kulturpflanzen haushoch überlegen*

»Unkraut vergeht nicht.«

Deutsches Sprichwort im neuen Licht

* der Titel ist wörtlich übernommen aus Chrysostomos (siehe Buchhinweise), Seite 495

Im Grunde sind alle wilden Pflanzen bis auf die giftigen eßbar. Ich erinnere mich eines Überlebensbuches, in dem vermerkt stand, alles sei zu essen, was grün ist. Selbst der Schierling oder die Tollkirsche wirken nicht gleich vernichtend – ganz anders als der Knollenblätterpilz. Hier aber ist von Pilzen nicht die Rede.

Der amerikanische Landarzt *D. C. Jarvis* bemerkte: *»Die alteingesessenen Landleute kennen seit Generationen den Wert und Wohlgeschmack der zarten, jungen Triebe, die in den Wäldern im Überfluß zu finden sind«* (Folk Medicine – 5 mal 20 Jahre leben, Bern: 1961, 1986, Seite 61). (Siehe dazu auch: die Bestimmungsbücher von *Gräfe und Unzer* Wildgemüse, Wiesenblumen, Beerenkompaß, Giftpflanzenkompaß; *Pareys* Blumenbuch; *Chrysostomos;* und andere im Buchhinweis: Literatur zu Wildpflanzen.) Lange Zeit rätselte ich, wovon denn die Weisen lebten, die sich in die chinesischen Berge zurückzogen. Dann fand ich die Lösung in *Tschuangtses »Erdachten Gesprächen zwischen Laotse und Konfuzius«* (Lin Yutang [Hg], Laotse, Frankfurt 1955: Fischer, Seite 204:) *»Die vollkommenen Menschen der Vorzeit nährten sich von wildwachsender Speise auf dem Feld Ohnesorge und lebten im Küchengarten Keinepflicht«.*

Die folgende Aufstellung ist sehr unvollständig und soll nur eine Anregung geben. Bei *Chrysostomos* ist eingehender darüber zu lesen (vergl. bei ihm Tabelle der Inhaltsstoffe von Wildpflanzen S. 498).

Wildpflanzen

Bachbunge
Bärenklau
Bärlauch
Beifuß
Breitwegerich
große Brennessel
Brunnenkresse
Dost
Erdbeerblätter
manche Farne
(eingerollte Knospen, nicht Wurmfarn)
Feldkresse
weiße Fetthenne
Franzosenkraut
Gänseblümchen
Gänsefingerkraut
Giersch
Günsel
Gundermann
Hederich
guter Heinrich
Hirtentäschel
Hopfen
Huflattich (in Maßen)
Klee (weiß und rot)
Klette
Knoblauchsrauke
Kresse
Löwenzahn
Malve
Portulak
Sauerampfer
Sauerklee
Schafgarbe
Scharbockskraut
bitteres Schaumkraut
Sumpfdotterblume
Taubenkropf
weiße Taubnessel
Spitzwegerich
Vogelmiere
Wiesenknöterich
kleiner Wiesenknopf
Wiesensalbei
Wiesenschaumkraut

D. C. Jarvis berichtet von der alten Tradition seiner Farmer, Blätter von bestimmten Bäumen zu essen:

Baumblätter

Ahorn
(erst säuerlich, dann süß)
Apfelbaum *(bitter)*
Birke
Brombeerstrauch
Buche
(sauer – nicht Rotbuche)
Fichtentriebe
Himbeerstrauch
Kirschbaum
Pappeln
Ulme
(stillen Hunger am besten von allen)
Weide
Weißdorn

Anhang

Einige Adressen

Gesellschaft für Natürliche Lebenskunde e.V.
Stendorfer Straße 3
2863 Ritterhude

Eine 1986 gegründete Gesellschaft, die sich zum Ziel setzte, in der Bundesrepublik die Erkenntnisse der Natural Hygiene (USA, seit 1822), der natürlichen Gesundheitslehre, bekanntzumachen. Sie hat zur Zeit durch den mit ihr verbundenen Waldthausen Verlag die progressivste Frischkost-Literatur als Orientierung verfügbar. Helmut Wandmaker gehört zum Vorstand. Das Lebenskunde-Magazin für Gesundheitspraktiker ist ihre Zeitschrift.

Interessengemeinschaft Natur e.V.
Postfach 13 27
D-5062 Hoffnungsthal
Ein sehr engagierter Verein um Chrysostomos

Deutsches Informationszentrum
Instinktotherapie
Bettina Hell
Grabenstraße 4
6258 Runkel 3 – Hofen
Tel. 0 64 82-42 92

Seit 1991 existiert nun auch ein Deutsches Zentrum für Instinktotherapie, geführt von Bettina Hell, die in Frankreich bei Guy Claude Burger längere Zeit gearbeitet hat. Durchgeführt werden Seminare zur Instinktotherapie –

meist geleitet von Guy Claude Burger. Das kann wohl als der beste Einstieg in die Instinktotherapie gelten.

Alle Informationen, die Instinktotherapie betreffend, können unter der angegebenen Adresse eingeholt werden.

Naturheilkundliche Ärzte
mit dem Zusatztitel »Naturheilverfahren«

im Bundesgebiet sind in einer Broschüre von *Norbert Messing* aufgelistet, ebenso entsprechende

biologisch orientierte Kliniken

(in einem eigenen Bändchen desselben Autors), siehe Buchhinweise.

Jamila Peiter
Hostatostr. 51
D-6230 Frankfurt 80
Tel. 0 69-31 41 39

Ernährungsberaterin, Assistentin von Burger, ausgebildet bei Bruker. Frau Peiter macht Seminare zur Instinkttherapie und hat ein Buch über »Vitalernährung« verfaßt, in dem sie Burgers Methode darstellt, ergänzt durch weitere Erkenntnisse von Fradin (siehe Bücherhinweise). Informationen und Broschüren sind von ihr gegen Zusendung eines adressierten Freiumschlags zu erhalten.

Pilzzuchtbetrieb
Dipl.-Ing. W. Karrasch
Obstgartenweg 12
7000 Stuttgart 1
Tel. 07 11-2 57 61 88

Mit Pilzen muß man vorsichtig sein. Sie sammeln Schwermetalle, von der radioaktiven Strahlung abgesehen. So bleibt nur ein eigener Pilzgarten – im Zimmer oder Keller. Herr Karrasch vertreibt Pilzbrut an kleinen Baumstämmen, die bei Feuchtigkeit im Zimmer, Balkon oder Garten zu Pilzen gedeihen. Eine traumhafte Sorte ist der chinesische Shiitake. Ich habe frisch noch nie so gute Pilze gegessen. Man erhält in Säcken auch Champignonbruten – falls man einen dunklen Keller hat, ebenfalls sehr zu empfehlen. Es gibt auch frische Pilze. Anfragen. Prospekte zusenden lassen.

Frankreich

Guy Claude Burger
Centre National d'Instinktotherapie
Château de Montramé
Soisy-Bouy
77650 Longueville
Tel. 00 33-1-64 00 26 10
00 33-1-64 00 03 06

Madame Weiss, Assistentin, Monsieur und Madame Burger sprechen Deutsch. Prospekte und Seminartage (auch in Deutsch) kann man sich zusenden lassen. Wer länger bleiben möchte, kann sich in einer Art Pension einquartieren.

ORKOS-Diffusion
Vieux Chemin de Paris, BP 89
F-77483 Provins Cedex
Tel. 0033 1 60678239
Telefax 0033 1 64089348

ORKOS-Diffusion ist ein Versand frischer biologischer Frucht- und Gemüsesorten. Er ist speziell eingerichtet für diejenigen, die instinktiv essen. Es gibt seit 1991 einen Deutschland-Service (Deutschland-Süd und Deutschland-Nord) von Frankreich aus. Das Angebot ist sehr reichhaltig. Bestellzeiten: Freitags von 16–19 Uhr; samstags von 9–12 Uhr und von 16–19 Uhr; montags von 8.30–10.30 Uhr. Es ist am besten, sich zunächst die wöchentlichen Angebotslisten zusenden zu lassen. Eine besondere Delikatesse sind beispielsweise die 13 Dattelsorten – es gibt anderswo nichts Vergleichbares.

Doct. Jacques Fradin
140 Rue du Theatre
75015 Paris
Tel. 00 33-1-45 77 58 38
00 33-1-45 79 92 36

Fradin, naturheilkundiger Arzt, versucht mit einem Team von Ärzten die Instinkttherapie nach Burger wissenschaftlich zu belegen.

»Les Fontanilles«
Centre thérapeutique d'alimentation originelle
F-66450 Maureillas
Tel. 00 33-68-83 08 11

Eine Pension im Süden Frankreichs nahe an der Mittelmeerküste, die Instinkttherapie durchführt. Prospekte über Centre National.

USA

Health Research
P.O.Box 170
Mokelumne Hill CA 95245 USA

Eine bedeutende Forschergruppe mit zahlreichen sehr empfehlenswerten Publikationen, die allerdings nach und nach auch in Deutsch erscheinen werden – siehe Waldthausen Verlag. Informationen und Prospekte anfordern.

Life Science Institute
1108, Regal Row, P.O.Box 609
Manchaca/Texas 78652-0609/USA
Tel.: 512-280-5556

Im wesentlichen von T. C. Fry »motorisiert«, gibt diese Gruppe zwei Periodika heraus zum guten, gesunden Leben (siehe Zeitschriften) sowie einen Fernlehrgang mit über 100 Lektionen über »Natural Hygiene«, die natürliche Gesundheitslehre, die vom Waldthausen Verlag ins Deutsche übersetzt wird und als »Studienbriefe für GesundheitsPraktiker« herausgegeben wird. Zur Zeit liegen die Studienbriefe 1–6 (Stand 1989) vor (jeweils 50–60 Seiten)

Versand von Gesundheitsliteratur

Deutschsprachige Literatur ist zu beziehen durch:

Ariane Bücherservice
Diedenbergener Str. 5
6234 Hattersheim 3
Tel. 0 61 90-7 33 11
(Anrufbeantworter außerhalb der Dienstzeiten)
Eher alternativer Katalog, aber mit Bild und Text zu vielen Büchern, also anschaulich.

Großbuchhandlung Schwabe
Gesundheitsliteratur
Postfach 16 45
6380 Bad Homburg
Tel. 0 61 72-2 11 75
Automatische Bestellannahme: 0 61 72-2 15 44
Umfassender Katalog, jedoch ohne Kommentar der Bücher.

Waldthausen Verlag
Postfach 11 55
D-2863 Ritterhude
Tel. 0 42 92-10 87
Das zur Zeit m.E. progressivste Programm – Wandmaker, Schweikert, Heybrock-Seiff, Diamond, Bragg, Ehret, Shelton, Fry, die amerikanische Natural Hygiene Literatur und vieles mehr.

Weitere Verlage sind erwähnt.

Literatur

Paavo Airola

(1985) *»Natürlich gesund«, Reinbek: Rowohlt. rororo*
Eine Art Naturheilkunde/Ernährungstherapie-Handbuch. Er verwendet reichlich Vitaminzusätze, was Bruker, Schnitzer, Burger strikt ablehnen, da der Mensch

1. auf hohe Dosen Vitamin nicht angepaßt ist,
2. die zwanzig bekannten Vitamine ohnehin nur ein Bruchteil der wahrscheinlich hundert sind,
3. vor allem aber, weil die Balance der Stoffe verlorengeht, ganz abgesehen davon, daß
4. Vitamine allein ihre Wirkung nicht entfalten können, vielmehr auf den ursprünglichen Naturzusammenhang der Stoffe angewiesen sind.

Gekochte Kost bis zu 25 Prozent, dennoch wimmelt es schließlich von Vollwertrezepten, aber auch sehr gute Dips und Salate. Ferner Hautöl und dergleichen. Paavo Airola gilt als ein Gesundheitspapst in USA. Er hat über zehn Bestseller geschrieben.

»Are You Confused?«, 224 Seiten
»Every Woman's Book«, 640 Seiten
»The Airola Diet and Cookbook«, 288 Seiten
»Hypoclycemia: a better approach«
»How to keep slim«
»Healthy and Young with Juice Fasting«
»Worldwide Secrets of Staying Young«
»Cancer: Causes, Prevention and Treatment – The Total Approach«

»Stop Hair Loss«, Broschüre
»Swedish Beauty Secrets«, Broschüre
»The Miracle of Garlic«, Broschüre

Alle Schriften zu beziehen über:
Health Plus Publishers
P.O.Box 22001, Phoenix, AZ 85028
USA

Max Bircher-Benner (1867–1939)
Alle Bücher seiner Richtung.
Bircher-Benner Diätbücher – jeweils neueste Auflage
»Handbuch für Leber- und Gallenkranke«
»Handbuch für Magen- und Darmkranke«
»Handbuch für Arteriosklerose- und Bluthochdruckkranke«
»Handbuch Schlank – Schön – Gesund«
»Handbuch für Frischsäfte, Rohkost- und Früchtespeisen«
»Handbuch für Herzkranke«
»Handbuch für Rheuma- und Arthritiskranke«
»Handbuch für Nieren- und Blasenkranke«
»Handbuch für Hautkranke und Hautempfindliche«
»Handbuch für Venenkranke (Krampfadern, Hämorrhoiden, Thrombose, Embolien)«
»Handbuch für Männer mit Prostataleiden«
»Handbuch für Diabetiker«
»Handbuch Kopfschmerzen und Migräne«
»Echte Heilwege ohne Schmerzmittel«

Alle Bücher zu beziehen über:
Bircher-Benner Verlag
D-6380 Bad Homburg vdH
oder:
CH-8703 Erlenbach ZH

Max Bircher-Benner war in Zürich der Pionier der Frisch- und Vollwerternährung seit Ende des letzten Jahrhunderts. Seine auf großen klinischen Erfahrungen aufbauende Ernährungskunde half Schwerstkranken aus aller Welt. Seine Klinik besteht heute noch. Seine Methode unterscheidet sich nur geringfügig von anderen Vollwertvertretern: Seine Nachkommen setzen die Arbeit fort. Vor allem:

Ralph Bircher
(1983) *»Geheimarchiv der Ernährungslehre«*
Bircher-Benner Verlag

Ralph Bircher sammelt hier aus alten wissenschaftlichen Archiven jene Untersuchungen und Befunde, die den Wert der Rohkost längst experimentell nachgewiesen haben. Es sind zahlreiche kleine Geschichten geworden, die mich trotz des etwas altmodischen Deutschs sehr angesprochen haben.

Guy Claude Burger
(1988) *»Die Rohkosttherapie«* (Instinkttherapie),
München: Heyne Verlag, Taschenbuch.

In Form eines Dialoges zwischen der Lektorin Marie und Burger geschrieben, führt es in die Theorie und Praxis der Instinktotherapie ein – mit frappierenden Ausblikken in die Geschichte der menschlichen Ernährung. Reine Frischkost ohne irgendwelche Zubereitung – daher auch »Anopso-therapie« (= Behandlung ohne zubereitete Mahlzeit). Ich halte Burger für lucide. Er ist nicht Arzt, sondern Physiker und angesehener Cellist. Seine Methode entwickelte er, nachdem bei ihm im sechsundzwanzigsten Lebensjahr ein sehr bösartiger Gaumenkrebs festgestellt wurde (20% Überlebenschancen). Einige Ärzte haben sich ihm angeschlossen, viele feinden ihn an. Die bereits erschienene zweite französische Ausgabe legt mehr Betonung auf einen vorsichtigen Übergang – besonders, wenn man an einer Krankheit leidet. Vergleiche Dr. Fradin und sein Ärzteteam.

Die Instinkttherapie – ein Jugendelixier?

In diesem Text, den ich glänzend geschrieben finde – das seltene Wort lucide fällt mir dazu ein –, ist Burgers Eigenart fast besser zu erleben als in seinem Buch.

Guy Claude Burger (geb. 1934, humanistisches Gymnasium, Lizentiat in Physik und Mathematik, erster Preis für Cello, Preisträger des Genfer internationalen Musikwettbewerbes) erzählt Ihnen von seinen einmaligen Erfahrungen im Bereich der Ernährung.

»Sie dürfen beruhigt sein, ich habe nicht die Absicht, Sie auf dem unsicheren Boden der Alchemie herumirren zu lassen. Ganz im Gegenteil. Ich möchte vor allem mit beiden Beinen fest auf der Erde stehen. Die Geschichte begann übrigens nicht besonders schön: Ich hatte Krebs, mit allem, was dazu gehörte: Angst, Operationen, Röntgenbestrahlung und Verzweiflung.

Ich war damals 26 – ein wenig jung, um abzudanken. Außerdem war das erste Kind bereits unterwegs. Ich hatte nicht das Recht, die Augen vor der Zukunft zu verschließen. Es blieb mir nichts anderes übrig, als den Kampf zu wählen. Es war mir klar, daß es nicht normal war, zugrunde zu gehen, ehe ich die Zeit hatte, um zu leben. Oder war ich das Opfer irgendwelcher Hexereien? Mußte man den Krebs als ein Risiko betrachten, das mit dem Leben des Menschen unauflöslich verknüpft ist? – oder vielmehr als Folge der Mißachtung der biologischen Gesetze?

Ich beschloß, alles einer Prüfung zu unterwerfen: Überarbeitung, Atmung, Schlaf, seelische Verfassung, sitzende Lebensweise, das Wissen der Medizin auf diesem Gebiet nicht zu vergessen . . .

Nichts davon erwies sich als besonders nützlich. Jedenfalls schaffte ich es nicht, die verlorenen Kilos wieder aufzufangen. Ebenso gelang es mir leider nicht, die Gründe bzw. Ursachen meiner Krankheit zu erkennen. Was konnte ich mir vorwerfen? Ich hatte gerade eine Diät hinter mir, die aus Milchprodukten, Vollkornbrot, Rohkost und fettlosem Essen bestand. Leider war alles umsonst.

Selbst der Arzt, der mir diese Diät nach einer Gelbsucht verordnete, tröstete mich mit dem Argument, die Wissenschaft habe mittlerweile Fortschritte gemacht, und meinte, daß meine Krankheit wahrscheinlich mit dem totalen Fettmangel in Zusammenhang steht. Er tat sein Bestes, um die entstandenen Mängel zu beseitigen. Wahrscheinlich habe ich ihm meinen ersten Schritt vorwärts zu verdanken!

Dennoch wurde ich lange genug von der Ungewißheit geplagt, so daß ich zum Nachdenken gezwungen wurde. Die Wissenschaft macht dauernd Fortschritte – so weit, so gut. Das heißt aber auch: Was bis jetzt nicht entdeckt wurde, kann andere Irrtümer verbergen, deren Folgen unwiderruflich sind. Langsam verlor ich das kindliche Vertrauen des durchschnittszivilisierten Bürgers der Medizin gegenüber, deren Wissen in bezug auf den Krebs übrigens recht mager ist. Somit beschloß ich: GANZ VON VORN ANZUFANGEN!

Wo war nun dieser Anfang im Bereich der Medizin und der Ernährungslehre zu finden? Die letztere ist »par excellence« die arme Verwandte der Medizin. Wahrscheinlich auch zu Recht, denn sie schleppt einen Haufen mehr oder weniger unklarer oder fanatischer Ideen mit sich, die mit exakter Wissenschaft wenig zu tun haben. Oder man betrachtet das Ganze als ein Problem, in dem Kalorien und Dampfmaschinen die Hauptrolle spielen, und übersieht dabei die Hauptsache.

Der menschliche Körper ist komplizierter als eine Lokomotive. Wenn man den Entdeckungen der Molekularbiologie Glauben schenkt, übersteigt die Komplexität der biologischen Vorgänge, die sich im Körper abspielen, unser menschliches Vorstellungsvermögen. Dies ist eigentlich nicht überraschend, denn das Gehirn ist ein Produkt des Lebens. Es besteht kein Grund, warum sein analytisches Vermögen imstande sein sollte, das Geheimnis völlig zu durchdringen.

Man mußte also diesen neuen Anfang woanders suchen, nämlich in den ***globalen, biologischen Tatsachen*** *und zunächst in der Beobachtung des Lebensphänomens.*

Wenn Sie Ihrer Katze ein Stück Fleisch zuwerfen, ist Ihnen dabei schon aufgefallen, daß sie es manchmal gar nicht sieht? Sie findet es mit Hilfe des Geruchsinns. Bei genauer Beobachtung wird man feststellen, daß alle Tiere ***hauptsächlich durch den Geruchsinn*** *zu ihrer Nahrung finden.*

Da die Tiere nicht intelligent genug sind, um sich zu zwingen, schädliche Nahrung zu sich zu nehmen, fressen sie offensichtlich nur das, was ihrem Gaumen schmeckt.

Außerdem sind bei ihnen Nase und Gaumen so beschaffen, daß sie in der Natur nur jene Nahrung verlockend finden, die ihrem Organismus nützlich ist. Das ergibt sich aus den grundlegendsten Gesetzen der natürlichen Zuchtwahl. Ein Tier, welches einen gestörten Instinkt besitzt und sich zu schädlicher Nahrung hingezogen fühlt, begeht Selbstmord oder wird so minderwertig, daß es allmählich seinen begabteren Artgenossen Platz macht.

Aber wie ist es beim Menschen? Er hat seinen Organismus von der Tierwelt geerbt. Es wäre deshalb zu erwarten, daß er ebenfalls einen ererbten ***Ernährungsinstinkt*** *besitzt, der sich durch den Kontakt mit den natürlichen Ernährungsbedingungen entwickelt hat und aus einer Epoche stammt, in der die Intelligenz noch nicht in der Lage war, zu unterscheiden, was nützlich und was schädlich ist.*

Von den Gelehrten wird behauptet, daß dieser Instinkt zugunsten des Verstandes verschwunden sei, oder infolge einer Änderung der Geschmacksnerven.

Dabei vergißt man das Wesentliche: Der Mensch ist im Besitz seiner Intelligenz!

Das Tier, das ein schädliches Futter vorfindet, frißt es einfach nicht. Es gehorcht seinem Instinkt.

Der Mensch dagegen erfindet ein Kochrezept mit allen möglichen Zutaten, welches ihm erlaubt, Dinge zu essen, die für ihn nicht nützlich sind. Dies kann nicht ohne Folgen bleiben! Der Mensch kann genußvoll etwas essen, das sein Körper in der ursprünglichen Form zurückweisen würde. Dank seiner Intelligenz kann er den Instinktmechanismus seines Gaumens täuschen, sich jede beliebig verarbeitete und veränderte Nahrung vorsetzen, obwohl es keinen biologischen Grund gibt, diesen Instinkt daran anzupassen.

Damit verliert er diesen unersetzlichen Berater und Beschützer, der das Gleichgewicht der Lebewesen in der freien Natur gewährleistet. Durch die Täuschung seines eigenen Instinktes ergötzt er sich an dem, was ihm schadet! Besteht nicht darin die Naschhaftigkeit, die sich hinter Jahrtausenden Gastronomie und Nahrungstabus versteckt?

Neu anzufangen würde heißen: Zurückzukehren zu einer Ernährung, wie sie unsere Vorfahren – die affenartigen Ahnen – hatten, ehe man begann, alles zu verfälschen. Auf diese Weise würde der Motor, der auch heute noch nach dem seit Urzeiten bestehenden Plan angefertigt wird, wieder den ***ursprünglichen*** *Brennstoff erhalten.*

Wie würde sich der menschliche Motor unter diesen Bedingungen verhalten? Hat er die Zeit gehabt, sich an den neuen Treibstoff anzupassen, oder ist er noch auf den von früher eingestellt? Für eine echte ***genetische Anpassung*** *sind hunderttausend Jahre notwendig. Dies darf man nämlich nicht mit der bloßen Gewöhnung an die Nachteile verwechseln.*

Es ist verhältnismäßig noch nicht so lange her, daß der Mensch sich des Feuers bedienen kann, um seine Nahrung zu verändern. Es sind vielleicht 10 000 Jahre vergangen, seit er sich die ***Milch*** *von Ziegen und Kühen angeeignet hat. Für das einfache* ***Mischen*** *oder Würzen der Nahrung braucht er ebenfalls die intelligente Vorstellungskraft. Durch diese Verfälschung, an die wir uns leider soweit gewöhnt haben, daß wir sie nicht mehr wahrnehmen, ändert sich nicht nur der Geschmack der Nahrungsstoffe,* *sondern auch ihre Molekularstruktur auf die seltsamste Weise. Demnach sind ausreichende Gründe vorhanden, weshalb sie im Stoffwechsel ihrer Verbraucher ebenfalls die seltsamsten Störungen hervorrufen können.*

Es besteht keine Garantie, daß die Vielfältigkeit der Milchmoleküle, die naturgemäß dem Organismus des Kalbes angepaßt sind, den menschlichen Enzymen nicht irgendwelche schlimme Überraschungen bereitet.

Jede Theorie ist mit Vorsicht zu genießen, solange sie nicht sämtliche Gegebenheiten eines Problems erfaßt hat. Das Phänomen des Lebens entzieht sich ihr, sowohl durch die unendlich kleine Größenordnung der genetischen Mechanismen, als auch durch die unendlich große Zahl der Wirkkräfte.

Um mehr zu wissen, brauchte ich also ***Erfahrung****. Es gelang mir, meine Frau zu überzeugen, den Kochherd abzuschaffen, die Vorratsschränke zu leeren und die Gewürzdosen wegzuwerfen, den Milchmann abzubestellen, um zu reiner, natürlicher oder besser gesagt, ursprünglicher Ernährung zurückzukehren, die uns die Natur schenkt und die keine intelligente Verfälschung erfordert. Das war ein gewaltiger Schlag für ihre geliebte Kochkunst . . .*

Zum Glück waren die ersten Resultate bald überzeugend: adieu Verstopfung, schwere Verdauung, Schläfrigkeit nach den Mahlzeiten und Sodbrennen. Zum Trost kein Gemüseschälen mehr, kein Kopfzerbrechen wegen der Menüs, kaum Abwasch. Genug, um die widerspenstigste Hausfrau nachdenklich zu stimmen.

Die Kinder können essen, was sie wollen, soviel sie wollen, nur was ihnen schmeckt, ohne die unvermeidliche Bemerkung: »Iß deine Suppe auf, sonst gibt es keinen

Nachtisch.« Sie waren anscheinend von diesem neuartig gedeckten Tisch recht begeistert. Man muß zugeben, daß ein wohlversehener »ursprünglich« zurechtgemachter Tisch den Taschenspielerkünsten der besten Köche ebenbürtig ist. Man entdeckt wieder Geschmacksnuancen, deren Fülle und Reinheit die Freuden der raffiniertesten Kochkunst übersteigen: dieselbe Intensität wie in unserer Kindheit, wie die erste Erdbeere im Frühjahr oder die erste Orange nach dem Krieg.

Man ißt nur das, was gut ist. Das heißt, dem Instinkt gehorchen nach dem Motto: Was dem Gaumen schmeckt, ist automatisch nützlich für den Körper. Dies gilt natürlich nur für die rohe, ursprüngliche Nahrung.

Daraufhin könnte man erwidern, daß ein Bratenstück mit Morcheln oder ein Nachtisch mit Schlagsahne sehr wohl den Weg in unsere Speiseröhre finden, ohne daß uns der Gaumengenuß vor dem Leberanfall oder vor anderen Komplikationen warnt, die am Ende auf uns warten.

Dies zeigt ja gerade, daß diese Geschmacksmechanismen nur bei der natürlichen Ernährung richtig funktionieren, an die sie sich während einer Jahrmillionen dauernden Entwicklung angepaßt hat. Der beste Apparat kann seine Aufgabe nur innerhalb des Rahmens, für den er gedacht war, erfüllen.

Dieser Ernährungsinstinkt erwies sich durch tausenderlei Experimente aller Arten als unfehlbar. Er beseitigt sogar das Schmerzgefühl. Ich höre immer noch meine älteste Tochter sagen: »Nein, ich spüre nichts mehr«, nachdem sie sich die Hand am Ofen verbrannt hatte und einen Schmerz von wenigen Minuten erlitten hatte.

Es ist ein eigenartiges Phänomen: Der Entzündungsschmerz, den man als etwas Unvermeidliches ansieht, ist nur eine Folge des gestörten Ernährungsinstinktes! Dies wurde mir später bestätigt, als ich Krebskranke beobachtete, die auf Morphine nicht mehr ansprachen und die in der ursprünglichen Nahrung Linderung suchten. Nach einigen Tagen Instinktotherapie waren die quälenden Schmerzen nur noch eine böse Erinnerung. Immer mehr häuften sich die Beweise und überzeugten somit alle Skeptiker meiner Umgebung – einschließlich meiner Schwiegermutter –, daß der menschliche Motor immer noch für den »Brennstoff« von einst vorgesehen ist.

Nun wagten viele Kranke, oft als unheilbar geltende Fälle, den Versuch. Die »INSTINKTOTHERAPIE« hatte somit das Licht der Welt erblickt. Der Geruchs- und Geschmacksinstinkt sorgt dafür, daß der Organismus genau die Nährstoffe bzw. Heilstoffe erhält, die er benötigt. Und dies nicht aufgrund einer äußeren Diagnose, sondern durch eine dem Inneren bekannte Bestandsaufnahme. Allein das Fehlen von Verdauungs- und Stoffwechselstörungen lockert die Entgiftungsmechanismen, die als einzige eine Regeneration des Terrains bewirken und eine echte Heilung gewährleisten können.

Einer der schlagendsten Beweise ist zum Beispiel meine Frau, die gleich nach der Geburt unserer Kinder wieder aufstand, die Babys alleine versorgte, ein paar Stunden danach ihre übliche Arbeit wiederaufnahm und mühelos Kisten von 40 und mehr Kilo Gewicht trug.

Die meisten Krankheiten der Menschen erscheinen uns heute eng mit den Störungen des Stoffwechsels oder des Nervensystems verknüpft zu sein, die durch überflüssige oder verfälschte Nahrung hervorgerufen werden und mit den biochemischen Erfordernissen des Körpers nichts zu tun haben. Diese Stoffe, die nicht richtig abgebaut werden, verschmutzen allmählich den Organismus, infiltrieren durch das Gewebe, lassen die Zellen degenerieren und führen kurz gesagt zu früherem Alter. Die kulinarische Verfälschung setzt also eine Art pathologisches Altern anstelle des von der Natur vorgesehenen biologischen Altwerdens.

Stoffe, die die Funktion der Nervenzellen stören, können außerdem verschiedene Abweichungen der Gehirnzentren verursachen und für viele Neurosen und Psychosen verantwortlich sein, die das Gehirn, diesen wunderbaren kybernetischen Apparat, den Träger unseres Geistes, zur Beute der Psychiater macht.

Durch die Veränderung seiner Nahrung, mit Rücksicht auf die Laune seiner Geschmacksnerven, scheint also der Homo Sapiens gleichzeitig seinen Organismus geändert, seine Lebensbedingungen aufs Spiel gesetzt und damit seine Erbmasse geschädigt zu haben.

Eines scheint mir jedenfalls sicher: DER MENSCH IST DAS ERSTE UND EINZIGE TIER, DAS INTELLIGENT GENUG IST, UM WIRKLICH – DUMM – zu sein!

All denen, die mir die Frage stellen, ob meine natürliche Ernährung ein Lebenselixier ist, möchte ich antworten, daß ich seitdem eindeutig jünger geworden bin. Ich fühle mich so dynamisch, daß ich vor keiner Anstrengung zurückschrecke. Gründe genug, um mindestens 120 Jahre alt zu werden . . .«

Guy Claude Burger

6. Februar 1974

P.S.: Bei schweren Erkrankungen ist ein Aufenthalt in einem Instinktotherapiezentrum zu empfehlen, um die Praxis zu erleben und Fragen sofort klären zu können.

Dr. M. O. Bruker

(1985) *Gesund durch richtiges Essen,*
München: Tomus Verlag/Goldmann Verlag (1992)
(1986) *Unsere Nahrung, unser Schicksal*
Lahnstein: emu-Verlag

Bruker war Chefarzt der Lahnstein-Klinik und lange Zeit Herausgeber des Fachorgans der Naturheilkundlichen Ärzte »Der Naturarzt«. Inzwischen über Achtzig hat er – nach der Zusammenarbeit mit J. H. Schnitzer – einen eigenen Verlag gegründet und vertreibt so seine ansehnliche, einfach und deutlich geschriebene Bücherserie zu allen Bereichen der Vollwertkost. Er gilt als der Vollwertpapst in der Bundesrepublik.

Neben zahlreichen Büchern, die vom Buchhandel und durch Reformhäuser vertrieben werden, gibt es Brukers Kleinschriften zu 1,– DM oder gar 50 Pfennigen:

»Bakterien im Frischkornbrei«
»Ballaststoffe sind kein Ballast«
»Butter – ein hochwertiges Lebensmittel?«
»Das Allergieproblem«
»Die Ernährung des älteren Menschen«
»Die Story von den 2 ›richtigen‹ Ernährungen«
»Fehlernährung = Zuckerkrankheit«
»Fett macht nicht fett«
»Gebißverfall«
»Gesund durch richtige Ernährung«
»Krankheiten durch Fabrikzucker«
»Schleimursachen verschleiern Zusammenhänge«
»Sie vertragen Vollkornbrot nicht?«
»Über den Unwert der heutigen Milch«
»Unser täglich Brot – eine tote Nahrung?«

»Unser täglich Brot und der Zucker als Hauptursache für die modernen Zivilisationskrankheiten«
»Vitamin B12«
»Vom Kaffee und seinen Wirkungen«
(Habe ich schon zehnmal verschenkt)
»Wie beugt man ernährungsbedingten Zivilisationskrankheiten vor?«
»Wieviel und was soll man täglich trinken?«
»Wissenswertes über Säfte«
»Zöliakie«
»Ursachen der ernährungsbedingten Zivilisationskrankheiten.«

Alle zu beziehen über emu-Verlag in Lahnstein

Chrysostomos

(Pseudonym eines bekannten Bestsellerautors auf steuerrechtlichem Gebiet, Franz Konz)

(1989) So heilst Du Dich von Krebs, Aids, Rheuma, chronischen Leiden und Suchtkrankheiten und bleibst für immer gesund durch »Urmedizin«.

Selbstverlag, zu beziehen über: Interessengemeinschaft Natur e. V., Postfach 1327, 5064 Hoffnungsthal.

Im Dialog und in Du-Form – wie Wandmaker – ist dieses monumentale Werk verfaßt: 600 Seiten. *»Denke einmal an die vielen anderen Kranken, die keine Bücher lesen«* – schreibt Chrysostomos zum Schluß auf Seite 571 – ich denke an meine belesenen Freunde, die solche Werke nicht einmal mehr als Roman zu sich nehmen könnten. So besteht die Gefahr, daß die Überfülle der Informationen nur ausgewählt gelesen wird und gar nicht ankommt, obwohl sie greifbar im Schrank liegt. Das gliche dann dem Titel, in dem trotz beschreibender Ausführlichkeit beispielsweise die verbreitetste Massenerkrankung, die Herz-Kreislauf-Erkrankungen einschließlich Herzinfarkt und Arteriosklerose, nicht aufgeführt sind, obwohl die Urmedizin gerade da helfen dürfte. Dennoch: mir scheint kein Wort überflüssig zu sein.

Aus einem mir noch nicht ersichtlichen Grund liegt ein Verbot auf diesem Buch. Das sollte nicht sonderlich beunruhigen, es geschah tausendfach im Laufe der Geschichte, besonders wenn etablierte Kräfte sich bedroht fühlten. Und da starker Tobak – mit ausführlichen Zitaten und Belegen – gegen die herrschende Medizin verzeichnet ist, bleibt kaum noch zu rätseln, woher der Widerstand kommt.

Ich kann von mir noch nicht behaupten, zu einem abschließenden Bild gekommen zu sein, aber empfehlen würde ich das Werk schon: 171 Gesundheitsgesetze – die Welt der geordneten Paragraphen kommt wohl aus dem Beruf herein – sind griffig formuliert. Es gibt eine Fülle von Belegen, die in anderen Büchern vernachlässigt sind. Die Boulevardpresse muß zu häufig für meinen Geschmack herhalten, um dramatische Ereignisse zu bebildern – aber gut, das ist kein Gegenargument. Mir gefällt das klare Grundkonzept – das übrigens in manchen Teilen mit Guy Claude Burger verwandt ist – und jene Radikalität, die wohl nötig ist, um verkrustete Gewohnheiten und Institutionen aufzubrechen; mir gefällt nicht der Aufruf, sich nicht in die Politik einzumischen – er widerspricht auch für mein Gefühl der Absicht des Buches, zum Umdenken zu bewegen. Neben der klaren, auch

Wildpflanzen einbeziehenden Ernährungslinie – erst auf Seite 474 bzw. 605 aufzufinden – gibt Chrysostomos auch Hinweise zur Bewegung und zur Lebensführung. Manches bleibt mir noch verdächtig (die Fotos zur Urbewegung beispielsweise, die nötig scheinen und doch Pin-up-Girl-Charakter haben – oder ist es die alte Freikörperkultur? – Warum nur junge Frauen? –), aber mein Grundgefühl wird dadurch nicht gebrochen: Chrysostomos schreibt aus einem aufrichtigen Engagement, nach dem er selber zu leben scheint; er hat klare Vorstellungen; er setzt viel in Bewegung und ist praxisbezogen. Wer ihn liest, wird angeregt, wenn nicht durchgerüttelt.

T. L. Cleave
(engl. Original 1974, deutsch 1983)
»Krank durch Zucker und Mehl«.
Die Saccharidose und ihre Erscheinungsformen.
Hopferau: bioverlag gesundleben

Etwas gekürzte Ausgabe. Wird von anderen als eine Art Standardwerk zitiert – wissenschaftlicher Nachweis, zahlreiche Fachliteratur. Ein Buch, an dem kein Arzt vorbeigehen kann. Deshalb von jedem zu lesen. Der gewaltige Anstieg des Zuckerkonsums und des Auszugsmehls in den letzten 150 Jahren steht ursächlich hinter den meisten Zivilisationskrankheiten. (Habe ich gerade erst erhalten und bis jetzt selbst noch nicht gelesen.)

Leonard A. Cohen
Ernährung und Krebs –
Spektrum der Wissenschaft, Januar 1988, Seite 108 bis 114

Ein Durchbruch in der offiziellen Ernährungsforschung der USA. Weltweit wurden die Eßgewohnheiten erforscht und mit Krebsvorkommen (insbesondere Brustkrebs) korreliert. Wesentliche Erkenntnis: Fettkalorien dürfen höchstens 32 Prozent der Gesamttageskalorien betragen (auf unterschiedliche Fettarten wurde kaum eingegangen). – Für Brustkrebs gibt es eindeutig keine genetischen (familiäre) Ursachen. Der Fettkonsum ist mitentscheidend. Also ab heute Ernährung umstellen!

Hans Desaga
(1988) Flockenkost aus Korn und Keim.
LYWIS-Verlag

Hans Desaga, Chefarzt einer Stoffwechselklinik, hat den Bioflocker entwickelt, ein Gerät, das in Art einer kleinen Mangel Körner und Keime quetscht statt mahlt. Dieses Verfahren wurde Jahrtausende vor dem Mahlen praktiziert und soll deutliche Vorteile haben gegenüber einer Mühle, die alle Ballaststoffe zerschneidet. Bioflocker gibt es für circa 150,– DM (1988) in Reformhäusern. Selbst für Frischköstler eignet sich das Gerät, weil es Korn und Keim verfügbarer macht und außerordentlich schnell und praktisch ein kleines Gericht erlaubt.

Harvey und Marilyn Diamond

(1988) »Fit fürs Leben« und »Fit fürs Leben 2«
Ritterhude, Waldthausen Verlag
und München, Goldmann Verlag

Beide Gesundheitsberater mit höchsten Auszeichnungen in den USA. Sie entwerfen auf der Grundlage reiner Frischkost eine Eßweise, deren Schwerpunkt – anders als bei den meisten anderen – auf der richtigen Nahrungszusammensetzung basiert. Interessant: Kapitel über die negativen Wirkungen der Milchprodukte, Wasserkapitel, Verdauungszyklen. Gut vereinbar mit allen anderen Frischkostvertretern. Schön gestaltet.

In ihrem Buch schreiben die Diamonds:

Beim Obstverzehr ist zu beachten, daß ausreichend Zeit zwischen dem Essen anderer Nahrung und einer Obstmahlzeit verstreichen sollte. Solange Ihr Magen leer ist, können Sie Obst essen, soviel Sie wollen und so oft Sie wollen. Lediglich vor dem Verzehr anderer Nahrung sollten Sie 20 bis 30 Minuten vergehen lassen, damit das Obst oder der Saft Zeit haben, den Magen zu verlassen. Saft und einige Obstarten benötigen sogar noch weniger Zeit, aber 20 bis 30 Minuten sind ein guter Maßstab, um ganz sicherzugehen. Bananen, Datteln sowie getrocknete Früchte benötigen 45 Minuten bis zu einer Stunde.

Haben Sie etwas anderes als Obst gegessen, müssen Sie mindestens drei Stunden warten. Nach Fleischmahlzeiten mindestens vier Stunden. Diese Zeitangaben gelten jedoch nur für Mahlzeiten, die nach den Empfehlungen der richtigen Lebensmittelkombination eingenommen wurden. Wenn Sie eine nicht richtig zusammengestellte Mahlzeit gegessen haben, müssen Sie mit einer Verweildauer im Magen von mindestens acht Stunden rechnen. Während dieser Zeit sollten Sie weder Obst noch Obstsaft zu sich nehmen.

Wie lange muß man nach dem Verzehr anderer Nahrung warten, bis wieder Obst gegessen werden darf?

Nahrung	***Wartezeit***
Salat oder rohes Gemüse	*2 Stunden*
Richtig zusammengestellte Mahlzeit ohne Fleisch	*3 Stunden*
Richtig zusammengestellte Mahlzeit mit Fleisch	*4 Stunden*
Irgendeine falsch zusammengestellte Mahlzeit	*8 Stunden*

Arnold Ehret

(1922, 1988) »Die schleimfreie Heilkost«

Ritterhude: Waldthausen Verlag

Prof. Ehrets Büchlein gilt als Meisterwerk. Es ist eine Attacke gegen den vielgepriesenen Weizen und damit auch gegen das Brot. Ich habe es selbst noch nicht gelesen, erwähne es aber wegen seines Rufes. Aus gleichem Geist, im selben Verlag:

(1989) »Vom kranken zum gesunden Menschen durch Fasten«

Joseph Evers

(1967 ff.) »Warum Evers-Diät?«

Heidelberg: Haug Verlag

Evers war Chefarzt einer Klinik, die heute noch existiert (Eversklinik). Die Ärztekammer Berlin soll ihm die Heilung von 12 000 MS-Kranken bestätigt haben. Reine Frischkost, aber angemacht – und vor allem auch rohes Fleisch in Form von Tartar, Hack, Mettwurst, Bündner Fleisch, Cervelatwurst – als diese Waren noch als gut gelten konnten. Mir gefällt Evers wegen seiner warmherzigen, großväterlichen Art. Ein Pionier.

Max Gerson

(1961, 1988) »Eine Krebstherapie«

Bericht über 50 Fälle und die Heilung von Krebs in fortgeschrittenem Stadium mit Diättherapie. Eine Zusammenfassung von 30 Jahren klinischer Erfahrung.

Freiburg: Hyperion Verlag.

»Der Erfolg am Krankenbett ist für mich entscheidend gewesen«, schreibt der Verfasser. Ein Buch, das wenigstens Mediziner einmal zur Kenntnis genommen haben sollten: fünfzig mit ärztlichen Befunden ausführlich belegte Heilungen von Krebs – von einem Arzt verfaßt, der eine Klinik in den USA leitete. Die abschließende Empfehlung stärkt die Einsicht, daß frische Nahrung ungeahnte Heilkräfte in sich trägt: *»Das Wichtigste ist, so viel rohe Nahrung wie möglich zu essen . . .«* (Seite 290). Die Rezepturen wirken kompliziert auf mich. Wahrscheinlich sind sie durch die instinktive Ernährung zu ersetzen (vergleiche dazu auch Nolfi).

Albert von Haller

(1957) »Küche unterm Mikroskop«
Düsseldorf: Econ-Verlag
(1990) »Gefährdete Menschheit«
Heidelberg: Hippokrates-Verlag

Albert von Haller hat zwei Meisterwerke geschrieben. Selten ist so bedeutende Literatur so spannend vermittelt worden. Leider ist das Buch mit dem unseligen Titel »Küche unterm Mikroskop« vergriffen. Man bekommt es aber noch in Bibliotheken. Es sollte unbedingt neu aufgelegt werden. Warum? Weil es wie ein Abenteuerroman den Entwicklungsweg der Ernährungswissenschaft beschreibt und mit einem Schlag die Relativität auch unserer modernsten Erkenntnisse sichtbar macht. Ich gewann ein Gefühl dafür, was wir heute alles *noch nicht* wissen. – Das zweite Buch »Gefährdete Menschheit« ist zum Glück auf dem Markt. Es macht ebenso schlagartig deutlich, wie es zu der Misere auf unseren heutigen Tellern kam: Es ist die Aufzeichnung des amerikanischen Arztes Price, dem es noch gelang, Kulturen aufzusuchen, die über Jahrtausende traditionell aßen und kerngesund waren. Krebs – das sollte man nie vergessen – ist bei sog. primitiven Völkern eine unbekannte Erkrankung. Die Forschungsreisen von Price führten aber ebenso zu Kulturen, die eine erste Berührung oder schon längere Bekanntschaft mit der sog. modernen Zivilisation gemacht hatten. Verblüffenderweise zeigte sich überall eine nahezu identische Beeinträchtigung der Gesundheit – beginnend bei dem Verfall der Zähne und der Verengung des Gesichtsschädels. Das nun ist das Spiegelbild von uns, die wir mit der industriellen Revolution zu Beginn des 19. Jahrhunderts ungewollte Versuchskaninchen für das größte Nahrungsexperiment in der Menschheitsgeschichte geworden sind. Erst jetzt beginnt man allmählich zu begreifen, welche bagatellisierten Verheerungen eine Ernährungsindustrie anrichten kann – obwohl nicht muß.

Ich versuchte, Albert von Haller, der in hohem Alter in Stuttgart lebt, zu bewegen, eine Ernährungsgeschichte der Rohkost zu schreiben, aber sein Opernlibretto war ihm zur Zeit wesentlicher.

A. T. Hovanessian

(1967) »Rohkost«. Selbstverlag: Teheran, zu beziehen über Waldthausen Verlag

Ein fanatisch-eindringlicher Bericht, der mich merkwürdigerweise nicht schreckt, wahrscheinlich, weil das tragische Schicksal dieses Mannes sein Sendungsbewußtsein einfühlbar macht. Aterhov (Kurzform des Namens) verlor seiner Auffassung nach durch schlechte Ernährung seine beiden Kinder und erkrankte selbst schwer. Danach machte er sich zwanzig Jahre lang auf den Weg, den Einfluß der Ernährung zu studieren. Er kommt wie viele andere zu dem eindeutigen Schluß, daß nur die frische Ernährung, das heißt die Abkehr von der Kochkost und von anderweitiger Denaturierung der Nahrung, ein gesundes Leben ermöglicht.

Es gibt diese kleine Ausgabe auf deutsch (70 Seiten), eine erweiterte in Englisch von 153 Seiten und eine sehr umfangreiche (2 Bände um je mehr als 500 Seiten), die leider schwer zu bekommen ist. Ich habe diese »Enzyklopädie« leider auch noch nicht, bin aber sehr neugierig auf die umfassende Dokumentation der bisherigen Untersuchungen zur Rohkost, die Aterhov weltweit gesammelt hat. Auch der kleine Bericht in Deutsch ist hilfreich, weil er das Konzert der Stimmen bereichert, die frische Kost als die beste Ernährung ansehen: *»Keine Arznei kann das Rohmaterial ersetzen, das auf dem Feuer zerstört wurde«* (Seite 17).

Dr. D. C. Jarvis

(1958, deutsch 1961, 30. Auflage 1986)
»5 × 20 Jahre leben (Folk medicine)«
Stuttgart und Bern: Hallwag Verlag
(1960, deutsch 1966, 14. Auflage 1987)
»Rheuma ist kein Schicksal«,
Stuttgart und Bern: Hallwag Verlag

Berühmte Bücher, die sich allerdings nicht so leicht mit anderen vereinen lassen, weil Jarvis verschossen zu sein scheint in Apfelessig, der bei Kollath zur Stufe drei gehört. Während alle auf eine basische Reaktion des Morgenurins Wert legen, pocht er auf eine saure Reaktion. Die Lösung des Widerspruchs könnte darin liegen, daß seine Vermonter Bauern wie üblich sehr säurebildende Nahrung zu sich nahmen und diese Säure ausgeschieden werden soll. Apfelessig selbst wird wie alle Früchte und Gemüse (wenn ungekocht!) basisch verstoffwechselt.

Leslie und Susannah Kenton

(1987) »Kraftquelle Rohkost«,
München: Heyne Verlag. Taschenbuch 9089

Für Skeptiker gegenüber Rohkost eine Sammlung der guten, nachgewiesenen Wirkungen – einschließlich eines Rezeptteils. Ein ausgewogenes, unprätentiöses Buch. Leider fehlen die Angaben zur umfassenden Literatur, auf die Bezug genommen wird.

Marie-Luise Könneker, Esther Fischer-Homberger
(1990) »Götterspeisen – Teufelsküchen«
Frankfurt am Main: Luchterhand Literaturverlag

Texte und Bilder vom Essen und Verdauen, vom Fressen und Fasten, Schlecken und Schlemmen, von Fett und Fleisch, Brot und Tod. – So lautet der Untertitel dieses Buches, das als »Bild-Text-Kontinuum« seiner Anlage nach einer Ausstellung am ehesten vergleichbar ist. Dieses Buch hat nichts mit Rohkost zu tun. Es ist aber wesentlich, wenn man die unendlich vielfältigen, seelischen Dimensionen des Essens sich erschließen möchte. Das Buch macht mir großes Vergnügen, ich zitiere bei jedem Vortrag daraus. Es geht tief und gleichzeitig in die Weite. Von frühkindlichen Erlebnissen über den Kannibalismus bis zur Auffassung von Philosophen hört man in aneinandergereihten Textstücken, Bildern und Gedichten das, was Essen in uns bewirkt.

Werner Kollath (1892 bis 1970)
(1937) »Grundlagen, Methoden und Ziele der Hygiene.« Leipzig: Hirzel
(1937) »Island und seine Probleme«, Berlin: Schoetz
(1942) »Zur Einheit der Heilkunde.« Autobiographie. Stuttgart: Hippokrates
(1942–60) »Die Ordnung unserer Nahrung.« Stuttgart: Hippokrates
(1949) »Lehrbuch der Hygiene«, 2 Bände. Stuttgart: Hirzel
(1949–60) »Medicamente.« Aphorismen. Wiesbaden: Gericke
(1950) »Der Vollwert der Nahrung.« Stuttgart: Wissenschaftl. Verlagsgesellschaft

(1951) »Die Epidemien in der Geschichte der Menschheit.«
Wiesbaden: Gericke
(1951) »Christoph Wilhelm Hufeland.«
Stuttgart: Hippokrates
(1952) »2 × 2 = 3 oder vom fruchtbaren Zweifel.«
Ein Lichtenberg-Brevier. Wiesbaden: Gericke
(1954) »Die Fahrt ins Leben.« Gedichte.
Freiburg: Selbstverlag
(1957) »Aus- und Einfälle.« Aphorismen.
Freiburg: Hyperion
(1958–62) »Zivilisationsbedingte Krankheiten und Todesursachen.« Heidelberg: Haug
(1959) »Der Mensch oder das Atom?«
Freiburg: Hyperion
(1960) »Der Vollwert der Nahrung«, 2. Band,
Stuttgart: Wissenschaftliche Verlagsgesellschaft
(1964) »Getreide und Mensch – eine Lebensgemeinschaft.«
Bad Homburg: Schwabe
(1967) »Die Ernährung als Naturwissenschaft.«
Heidelberg: Haug
(1968) »Regulatoren des Lebens – vom Wesen der Redox-Systeme.« Heidelberg: Haug
(1971) »Leben, Wachstum und Gesundheit.«
Heidelberg: Haug

Der Haug Verlag bringt in letzter Zeit die wesentlichen Bücher in einer Art Werksausgabe. Werner Kollath, o. Professor für Hygiene an der Universität Rostock, führte wissenschaftliche Experimente zum Nachweis lebendiger Ernährung durch und hinterließ ein umfassendes Werk, das jetzt von der traditionellen Ernährungslehre wiederentdeckt wird. Seine Bücher sind vor allem im Haug Verlag, Heidelberg, erschienen. Seine Frau schrieb eine Biographie, die einen guten Einblick in sein Leben und Werden vermittelt. Kollaths berühmtester Satz, den inzwischen die Spatzen vom Dach pfeifen, lautet: *»Laßt unsere Nahrung so natürlich wie möglich.«*

Elisabeth Kollath
(1973) »Werner Kollath – Forscher, Arzt und Künstler«, München: Lehmanns Verlag

Einblick in Leben und Werk Kollaths – von seiner Frau und Mitarbeiterin geschrieben.

Angelika Langosch
(1984) »Einfluß der Ernährung, insbesondere der Rohkost, auf Darmflora und Infektabwehr«
Medizinische Dissertation, Universität München

Ein solches Buch erhält man beispielsweise in der Universitäts-Bibliothek. Ich erwähne es hier, weil die Autorin eine wissenschaftliche Studie zur Wirkung von Rohkost durchführte, die eine positive Wirkung auf Darmflora und vor allem Infektabwehr nachweist. Da ich nach nunmehr 6 Jahren Rohkost-Ernährung mehr denn je von dieser Form des Essens überzeugt bin, wünsche ich mir sehr eine vielfältige Forschung zur Wirkung der Rohkost. Angelika Langosch beschreibt die Kost als wesentlichen Einfluß auf die Darmflora, die dann ihrerseits ihre Hauptaufgaben erfüllen kann: »Nämlich bestimmte pathogene Keime direkt zu inaktivieren, wichtiger noch, durch ständige unterschwellige antigene Stimulierung der lymphatischen Darmwandstrukturen ein effizientes ›Training‹ der körpereigenen Abwehrmechanismen zu gewährleisten.«

Claus Leitzmann und Mitarbeiter

von Hollen A., Leitzmann C.
(1989) »Richtig Essen in der Risikogesellschaft.
Ganzheitliche Betrachung der Ernährung«
Eschborn: Govi-Verlag, 104 S.
(Vollwert-Ernährung in der Praxis)

Leitzmann C., Million H.
(1990) »Vollwertküche für Genießer« 2. Aufl.,
Niedernhausen: Falken-Verlag, 256 S.
(Kürzerer Text und viele Rezepte)

Leitzmann C., Laube H., Million H.
(1990) »Vollwertküche für Diabetiker«
Niedernhausen: Falken-Verlag, 168 S.
(Längerer Text und viele Rezepte)

von Koerber K., Männle T., Leitzmann C.
(1992) »Vollwert-Ernährung«
Heidelberg: Haug-Verlag
([Standard]Lehrbuch der Vollwert-Ernährung)

Spitzmüller E.-M., Pflug K., Leitzmann C.
(1992) »Ernährungsökologie«
Essen zwischen Genuß und Verantwortung.
Heidelberg: Haug-Verlag
(neues Wissenschaftsgebiet; holistischer Ansatz)

Claus Leitzmann ist in der alternativen Ernährungsszene meines Wissens der einzige, der wissenschaftlich im universitären Bereich tätig ist. Er hat eine Professur am Ernährungswissenschaftlichen Institut der Universität Gießen inne. Die Bücher, die er mit seinen Mitarbeitern schrieb, finde ich aus mehreren Gründen bemerkenswert: wegen ihrer einfühlsamen, umsichtigen, klaren und menschlichen Grundhaltung, der nichts Fanatisches oder Dogmatisches anhaftet; wegen ihrer kritischen und auch selbstkritischen wissenschaftlichen Einstellung; wegen ihres ganzheitlichen Ansatzes; und nicht zuletzt wegen ihrer Betonung einer ökologischen, ja politischen Verantwortung beim Essen. Manchen mag es befremdlich scheinen, aber ob wir wollen oder nicht, Essen ist auch ein politischer Akt, weil wir als Konsumenten damit Einfluß auf die Produzenten nehmen – beispielsweise biologische Landwirtschaft fördern oder die Dritte Welt unterstützen können. So wurde Gießen zur deutschen Hauptstadt der neuen Vollwert-Ernährung. Wer sich der gesunden Ernährung zuwenden möchte oder den Horizont seiner Mahlzeiten erweitern will, greife zu seinen Büchern.

Werner E. Loeckle

(1983) »Bewußte Ernährung«,

Schaffhausen/Schweiz: Novalis Verlag

Der Frankfurter Arzt schreibt in einer für mich etwas eigentümlichen Sprache mit zahlreichen Zitaten aus der europäischen Bildung eine Arbeit, die früher den seltsamen, aber zutreffenden Titel trug: *»Mundverdauung und Krebsvorsorge – Diät zur Stoffwechselbelebung«*. Als ich Teile davon vielleicht doch nicht zufällig auf der letzten

Kasseler documenta gelesen hatte, begann ich sofort gründlich zu kauen, zu »fletchern«. Das Buch gehört für mich zum »Gelände« des neuen Essens, in dem viele ganz unterschiedliche Erkenntnisse zusammenkommen.

Friedrich Mau

»Lebendigkeit ist meßbar.«

Die Biophysik belegt Kollaths Erfahrungswerte

Naturarzt 7/87:24

Über eine aufsehenerregende Entdeckung berichtete Dr. Fritz A. Popp auf dem 3. Kongreß für Vollwert-Ernährung der UGB am 14. Mai 1987 in Gießen. Der Biochemiker aus Kaiserslautern hat mit seiner Forschungsgruppe nachgewiesen, daß jede lebende Zelle Licht ausstrahlt – Licht, das nicht in unserem Sichtbereich liegt, aber mit Spezialgeräten nachweisbar ist. Und dieser Nachweis bestätigt nicht nur grundsätzlich, daß etwas lebendig ist, sondern erbringt durch Bestimmung der jeweiligen Strahlungsstärke und verschiedener Strahlungscharakteristika genaue Informationen über beispielsweise den Grad von Lebendigkeit. Das Meßverfahren kann bei allem angewendet werden, was lebt: Menschen, Tieren und Pflanzen. Unter ihnen auch alles, wovon wir uns ernähren. Mit dem Verfahren kann endlich auch die Unterteilung naturwissenschaftlich exakte Bestätigung finden, die Werner Kollath, nach den Zeitumständen nur durch Beobachtung und Erfahrung gewonnen, festlegte.

Kollath unterteilte in einer Wertabstufung das, was wir essen – oder besser: essen könnten –, in drei Gruppen; die naturbelassenen *Lebensmittel*, die küchenbehandelten *Nahrungsmittel* und die in Fabriken hergestellten Präparate. Die einsichtige Trennung ist mit Popps Verfahren auf gute Gründe zurückführbar: Nur die frischen, ganz unbehandelten *Lebensmittel* zeigen an der Art ihrer Lichtimpulse, daß sie aus vollwertigen, lebenden Zellen bestehen – uns deswegen auch wirklich das geben, was wir zum Leben brauchen.

Sind sie erst über Küchentisch und vor allem Küchenherd zu *Nahrungsmitteln* denaturiert, ist an ihnen tatsächlich nur noch der Nährwert interessant, in Kalorien gemessen. Ein großer Teil der Zellen hat dann den vollen Wert schon verloren.

Von den Präparaten können wir ganz schweigen. Sie haben so gut wie gar nichts nachzuweisen, auf das sich unser gesundes Leben aufbauen kann. Ein aus den Vereinigten Staaten zu uns gekommener Ausdruck charakterisiert diese Gruppe umfassend: junk-food. Das heißt – etwas frei, dafür aber treffsicher übersetzt – *kaubarer Müll*. Mehr ist es auch nicht (siehe unter **Popp**).

Norbert Messing

(19[illegible]88) »Naturärztewegweiser«,
Verzeichnis von über 2500 Ganzheitsmedizinern
in der BRD nach Postleitzahlen geordnet.
Hemmingen/Württ.: Verlag Ganzheitliche Gesundheit

Gut aufgebaut, informativ. Notwendig, um eine/n begleitende/n Ärztin/Arzt zu finden. Dennoch sollte man vorher anfragen, ob er/sie auch in der Lage ist, ernährungsmedizinische Umstellungen zu beurteilen.

(1987) »Biologische Klinikbehandlung und Kur«,
Hemmingen/Württ.: Verlag Ganzheitliche Gesundheit

Kliniken, Sanatorien und Kurheime in Deutschland und im deutschsprachigen Ausland. Hier erfährt man alle guten Adressen: Bruker Klinik (5420 Lahnstein), Klinik Dr. Evers (5768 Sundern-Langscheid), Bircher-Benner (Zürich). Nach Jamila Peiter ist die einzige Klinik, die klare Rohkost durchführt, ohne daß man sich als Patient deswegen erst wie üblich herumstreiten muß, die Schwarzwaldklinik, Fachklinik für Ernährungsmedizin, Farnweg 6, 7730 Villingen-Schwenningen 1, Telefon 0 77 21-8 00 40.

Kirstine Nolfi

(1972) »Meine Erfahrungen mit Rohkost«, Hilchenbach (Westfalen): Medizinalpolitischer Verlag (Hilchenbach/Siegerland, Postfach 11 60)

Ein kleiner, meines Empfindens etwas unbeholfen verfaßter Text (27 Seiten), in dem die dänische Ärztin über ihre Heilung von Brustkrebs durch Rohkost und über ihr kleines Rohkost-Sanatorium »Humlegaarden« berichtet.

Jamila Peiter

(1989) »Heilung der Vitalernährung« – Königstein: Access Marketing Verlag

Sehr engagiert geschriebenes Werk zum instinktiven Essen – etwa im Sinne eines »vegetarischen Burgers« mit Ausblick auf die Lebensführung. Wertvoll besonders deswegen, weil Jamila Peiter über reiche Praxiserfahrung verfügt, die Vollwertkost durch ihre Ausbildung bei Bruker kennt (und verlassen hat) und in der Lage ist, Fradins Auffassungen ins Deutsche zu vermitteln. Gehört zu meinen wesentlichen Büchern, weil ich Jamila Peiter den Weg zum instinktiven Essen verdanke.

Fritz A. Popp

(1984) »Biologie des Lichts.
Grundlagen der ultraschwachen Zellstrahlung«
Berlin und Hamburg: Paul Parey-Verlag

Prof. Popp spricht gern davon, daß das Wichtigste, was wir mit der Nahrung zu uns nehmen, das Licht sei. Wer daran zweifelt – und man bedenke, daß wir bei wirklich wesentlichen neuen Entdeckungen stets ungläubig gewesen sind – nehme dieses Buch zur Hand, um sich auf eine neue Dimension von »Nahrungsstoffen« einzustellen. (Siehe auch unter **Mau**)

Ellen Schneider

Krebs: Von der Schulmedizin aufgegeben.
Durch Naturheilkunde geheilt.
Naturarzt 2/88:18–19

Ellen Schneider heilte sich von einem bösartigen Melanom mit Ernährung nach Burger im 46. Lebensjahr. Sie starb 17 Jahre später.

Johann G. und Mechthilde Schnitzer

(1978) »Intensivkost und Normalkost.«
St. Georgen: Schnitzer Verlag,
D–7742 St. Georgen/Schwarzwald

Ein Vierzehn-Tage-Plan zur reinen Frischkost (Intensivkost) oder fast reinen Frischkost (Normalkost unter Einschluß von Brot, Waffeln und gebackenen Kartoffeln).

Der Zahnarzt Johann G. Schnitzer hat als Sohn eines Zahnarztes, der sich schon frühzeitig und intensiv für eine gemeindenahe Vorbeugung der Zahnschäden durch Umstellung der Ernährung einsetzte, ein ganzes System von gesundheitsfördernden Maßnahmen aufgebaut:

Bäckerausbildung, Seminare, Verlag, Vertrieb von biologischen Lebensmitteln und Geräten (Mühlen und Raspeln). Wie mir einer seiner Bekannten erzählte, wurde Schnitzer bettelarm, drohte Berufsverbot zu erhalten wegen Beratung außerhalb der Praxis (in den dörflichen Gemeinden), wurde aber rehabilitiert durch Eingreifen des Präsidenten der bundesdeutschen Zahnärztekammer.

Der Schnitzer Verlag hatte ehemals zahlreiche Bücher geführt, die nach dem Verkauf des Verlages an eine Pressegruppe stark geschmälert wurde – so erscheinen einige Schnitzer-Bücher jetzt in anderen Verlagen, Bruker gründete einen eigenen Verlag.

J. G. Schnitzer
»Das volle Leben«
»Der alternative Weg zur Gesundheit.«
München: Mosaik
»Das Kursbuch der gesunden Ernährung«
»Backen mit Vollkorn für Hausfrauen und Hobby-Bäcker«
»Nie mehr Zahnweh«
»Biologische Heilbehandlung der Zuckerkrankheit und ihrer Spätfolgen«
»Gesundheit für unsere Jugend«
»Kommt das Leben ohne Brot?«

Die Auswahl dieser Bücher ist ohne Jahr angegeben und zu beziehen über den Schnitzer Verlag, D-7742 St. Georgen im Schwarzwald.

(1974, 1982) Der Schnitzer-Report, 4702 Personen berichten über ihre Erfolge. St. Georgen: Schnitzer Verlag

Besonders, wenn man es noch nicht glauben mag und doch gern begänne, empfiehlt sich dieser Wälzer. Ich war sprachlos über die erstaunlich positiven Ergebnisse einer vom Fernsehen finanzierten Umfrage des Institutes für Demoskopie Allensbach bei 4702 Personen, die sich der Schnitzer-Kost als einer nahezu reinen Frischkost zugewandt hatten. Das war ein strategisch bedeutender Schritt von Schnitzer. Der häufige Vorwurf der »Allheilserwartungen« konnte so abgewendet werden, obwohl die Resultate nahezu ein Allheilmittel belegen. Ja, es wird auch deutlich, daß derlei Vorwürfe ihre Wurzel in der eigenen Angst haben, etwas so Grundlegendes wie die eigene geborgenheitbietende Nahrung umzustellen. In den katamnestischen Ergebnissen ist wahrscheinlich mehr herausgekommen als aus der »Vegetarierstudie« des Institutes für Ernährungswissenschaft der Universität Gießen – selbst wenn man einen placeboartigen Effekt mitbeachtet:

Rosemarie Schönhöfer-Rempt
(1988) »Gießener Vegetarierstudie«.
Ernährungsgewohnheiten, Gesundheitsverhalten
sowie Einstellung und Wissen
zu ernährungsbezogenen Themen.
Gießen: Wissenschaftlicher Fachverlag

Die berühmte Vegetarierstudie – bis jetzt fünf Jahre follow up bei 268 Personen, die 1983 aus 3692 ausgewählt wurden und sich seit wenigstens fünf Jahren vegetarisch ernährt hatten – fand soeben in dieser Doktorarbeit bei Prof. C. Leitzmann ihre erste Auswertung. Vegetarisch heißt nicht Frischkost, allerdings ernähren sich 4,5 Prozent nach Schnitzer (4,1 Kollath-Bruker, 3,0 Bircher-Benner).

Die Ergebnisse sind für die Fleischfreien günstig: weniger Krebs und Kreislauferkrankungen ergab bereits eine zweite Vegetarieruntersuchung, die große Heidelberger Studie (Krebsforschungsinstitut) – jetzt zeigte sich auch sonst eine körperlich bessere Lebensqualität: nahezu idealgewichtig statt zu viele Pfunde. Eine ähnliche Auswertung bei Frischkost und instinktiver Ernährung wäre sehr zu wünschen.

Es gibt vom Bundesgesundheitsamt zwei lokale Vegetarierstudien von 1981 und 1984. In englischsprachigen Ländern existieren schon sehr sorgfältige Untersuchungen. Man ist also nicht auf Behauptungen und Scharlatanerie angewiesen. Die Makrobiotik kommt übrigens wissenschaftlich gesehen sehr schlecht weg.

Günther Albert Ulmer

(o. Jahr, ca. 1985) »Ernährung mit Vernunft«, Schonaich: G. A. Ulmer Verlag

Knapper vernünftiger Überblick, als Einstieg gut geeignet, finde ich.

A. Vogel

(1974) »Gesundheitsführer durch südliche Länder«, Teufen (AR)/Schweiz: A. Vogel Verlag

Ein naturheilkundlicher Tropenführer auf naturheilkundlicher Basis, berühmt und gut.

Norman W. Walker

(1990) »Täglich frische Salate erhalten Ihre Gesundheit«
(1990) »Darmgesundheit«
(1990) »Wasser kann Ihre Gesundheit zerstören«
(1990) »Natürliche Gewichtskontrolle«
(1990) »Strahlende Gesundheit«
(1990) »Auch Sie können wieder jünger werden«
(1990) »Ernährungsratschläge und Salatrezepte«
(1990) »Frische Frucht- und Gemüsesäfte«
alle: Ritterhude: Waldthausen-Verlag

Wie schon im Text erwähnt, fasziniert mich dieser bemerkenswerte Mann, dessen muntere Lebensdauer (er starb im 115. Lebensjahr) sich selbst beweist. Dr. Norman Walker schrieb noch mit 113 Jahren das Buch über die »Natürliche Gewichtskontrolle«. Ich wäre nicht abgeneigt, im selben Alter noch so kreativ zu sein. Er bestellte bis zum letzten Tag seinen Garten und fuhr noch Fahrrad. Seine Bücher berühren mich, weil er sich nicht ausklammert, sondern persönlich zu erkennen gibt. Nicht alles könnte ich unterschreiben – etwa die seltsame Funktion, die er der Zirbeldrüse zuschreibt. Aber das sind Kleinigkeiten, die die große, lebendige Linie für mich nicht trüben können. Das einzige Foto, das ich von ihm kenne, läßt ihn für mich lustig, ja verschmitzt erscheinen, woran zu erkennen ist, daß neben der reinen Ernährungslehre auch die Beziehungsfähigkeiten eines Autors von Bedeutung sind.

Helmut Wandmaker

(1988) »Willst Du gesund sein? Vergiß den Kochtopf.«
Ritterhude: Waldthausen Verlag

Natürlich ist Wandmaker ein unmöglicher Radikalinski. Er schreibt wie mit Vorschlaghämmern. Das allerdings ist auf dem schwerfälligen, bewußtlosen Gebiet des täglichen Essens auch wirklich nötig, wenn sich etwas bewegen soll. Wandmaker reißt alles auf und ein. Übrig bleibt die unzubereitete reine Frischkost, die vorwiegend eine Früchtekost ist (75% Obst, 20% Gemüse, 5% Nüsse). Stark beeinflußt durch die amerikanische Tradition der Natural Hygiene. Die meisten werden seine Tonlage wahrscheinlich schrecklich finden. Er haut sehr auf den Putz. Für ihn spricht seine enorme Literaturkenntnis und das persönliche Engagement aus eigenem ehemaligen Leiden als Zwei-Zentner-Mensch. Sehr informativ. Er verändert das Bewußtsein, weil so ziemlich alles in Frage gestellt wird. Insofern aber ein Ur-Hippokratiker (nur die Nahrung ist Heilmittel). Sieht man von dem ständigen Radau ab, den er schlägt (und der mich persönlich amüsiert und belebt), dann bleibt eine glasklare Logik übrig und eine Fülle von Literaturhinweisen und Denkanstößen: *»Der Krebs ist die Tochter des Kochtopfs« – »Gott schuf die Menschen, aber der Teufel die Köche« – »Deine Gesundheit wirkt anstekkend« – »Du hast dir selbst jede Krankheit angegessen«.* Wandmaker vergißt auch anderes nicht: The seven doctors – frische Luft Tag und Nacht, reines Wasser, Sonnenschein, viel Bewegung, ausreichend Schlaf und Rast, seelische Ausgeglichenheit kommen zu den schönen Früchten hinzu. Aber er bewertet die Ernährung mit Ehret als zu 98 Prozent ausschlaggebend für Gesunden und Erkranken. Zur Zeit halte ich sein Buch für ein Muß.

Marlies Weber

(ohne Jahr, etwa 1987) »Im Rohkostparadies«,

Bad Homburg v. d. H.:, Bircher Benner Verlag.

Einer von zahlreichen Rohkostratgebern – angemachte Speisen im Kontrast zu Burger. Aus dem Bircher Benner Verlag, klein und informativ.

Devanando Otfried Weise

(1990) »Harmonische Ernährung«

München: Smaragdina-Verlag/Goldmann Verlag (1992)

Devanando Otfried Weise gab seinem Buch den Untertitel »Wie Sie bewußter werden und Ihre persönliche, gesunde Ernährung intuitiv selbst finden« und reiht sich damit mit einer besonderen Tonlage in die immer länger werdende Reihe der Autoren, die lebendige Frischkost für die bestmögliche menschliche Ernährung ansehen. Die Leser werden aufgefordert, nicht wieder von einem der vielen Propheten etwas zu übernehmen, sondern ihren ganz persönlichen Weg zu entdecken. Das umfassende und umsichtige Buch zeugt von kritischer wissenschaftlicher Einstellung: Es gibt eine lange Literaturliste. Dr. Weise ist auch praktisch tätig: In München führt er einen biologisch orientierten Feinschmeckerimbiß »Gourmet's Garden« – ein erstaunlicher Entwicklungsschritt, da er vorher eine Professur für Geographie an der Universität Gießen versah.

Lothar Wendt, Susanne Petri
(1985) »Eiweißfasten.«
Mit einer Einführung in die wissenschaftliche Begründung der Eiweißspeicherkrankheiten, Heidelberg: Haug Verlag

Anders als die Medizin lange Zeit glaubte, speichern Menschen Eiweiß doch. Professor Dr. med. Wendt arbeitete an der Universität Frankfurt und hat die Eiweißspeicherkrankheiten schwerpunktmäßig erforscht. Frau Petri bietet Rezepte für eine Eiweißabbaudiät, die jede/r sofort beginnen sollte und auf einfachste Weise kann: kein Eiweiß mehr zu sich nehmen. Vom Herzinfarkt, über Krampfadern bis zu Striae und Orangenhaut reichen die Eiweißspeicherkrankheiten.

Lothar Wendt
(1984) »Die Eiweißspeicherkrankheiten«
Heidelberg: Haug-Verlag

Das grundlegende Werk über die Gefahr der heute allgemein üblichen »Eiweißmast«. Ein Buch für besonders Interessierte. Ein Muß für Ärzte mit dem Zusatztitel Naturheilkunde. Lothar Wendt war Professor am Universitätsklinikum Frankfurt.

Leo Wollman, M. D. and Laurence Lotner with Fred Goldstein
(1983) »Eating your way to a better sexlife«.
The complete Guide to sexual nutrition.
New York: Pinnacle books pocketpaperback

Das erwähnte anzügliche Büchlein ist sehr orientiert an naturgemäßer Ernährung, allerdings mit einem starken Akzent auf eiweißreicher Kost, die einhellig unter den

Naturexperten wegen ihrer langfristig negativen Wirkung (vergleiche Wendt, Eiweißspeichererkrankungen) abgelehnt wird. Als Aphrodisiakum mag es aber wohl gehen, einmal kräftig zu Austern und Nüssen zu greifen.

Indirekt bietet das Buch eine hochinteressante Perspektive, weil die »Eiweißmast« der Industrienationen mit »sexuellem Overdrive« einhergehen könnte. Das führt zu einem ganz neuen Zusammenhang zwischen Psychoanalyse und Ernährungswissenschaft.

Literatur zu Früchten und Nüssen etc.

Helen Jeans
(1978, 1985) »Getreide, Nüsse, Samen«.
Ravensburg: Otto Maier Verlag.

Ein knapper, mir angenehmer Leitfaden, getragen von einem klaren Bewußtsein, daß Erhitzen und Bearbeiten den Wert mindert. Kleine Stilleben aus Wertstoffen, Geschichten, Herkunft und Verwendung.

Brigitte Kranz
(1988, 2. Auflage) »Das große Buch der Früchte – Exotische und einheimische Arten«,
München: Südwest Verlag

Wer Früchten zuzusprechen lernt, möchte bald mehr wissen. Es ist unglaublich, wie plötzlich seit der industriellen Revolution im 19. Jahrhundert die Kenntnis über die Eigenart der Obstsorten abnimmt. Einiges findet man in diesem Buch, einer Art Lexikon über 150 Früchtearten, es fehlt so gut wie keine. Nicht mitgegeben ist allerdings eine Nährwertanalyse – für Fortgeschrittene zwar ohnehin überflüssig, weil man nur einen Bruchteil der lebensfördernden Stoffe kennt, für Anfänger aber eine hilfreiche Beruhigung. Wer Früchte pur ißt, bedauert den riesigen Anteil an Kochrezepten, mit denen der Wert der Früchte rapide sinkt.

Lisa Mar

(1984) »Früchte aus aller Welt.
Schutz und Heilkräfte einheimischer
und exotischer Früchte«.
Stuttgart: Hippo-krates Ratgeber

Ein mir liebes Buch – zuletzt von der 86jährigen Autorin gründlich erweitert –, weil auf eine besonders anschauliche, wenn auch knappe Art die Legendenbildung um die Früchte beachtet ist. Längst nicht so ausführlich wie das Buch von Brigitte Kranz, spiegelt es doch ein Bild der Herkunft und des Entwicklungswesens der Früchte. Auch Nüsse und Gewürze sind besprochen.

Literatur zu Wasser

Dr. Allen E. Banik

(1989) »Wasser und Ihre Gesundheit«
alle Waldthausen-Verlag, Ritterhude

Dr. Paul C. und Patricia Bragg

(1987) »Wasser – Das größte Gesundheitsgeheimnis.«

»Die schockierende Wahrheit über Wasser«. In USA erhält man in jedem Supermarkt schon destilliertes (nicht »sterilisiertes«!) Wasser. Das Wichtigste ist der Hinweis auf die Nutzlosigkeit der Mineralien im Wasser, die wegen ihrer »anorganischen« Qualität vom Körper nicht so verwendet werden können wie die Mineralien im Gemüse beispielsweise. Wenn nicht destilliertes Wasser, dann mineral-armes Wasser. Spitzenreiter: das belgische Wasser von SPA oder das französische Wasser VOLVIC (Glasflasche, Plastik schmeckt man) siehe: **Strick**

T. C. Fry/Dr. Herbert M. Shelton
(1989) »Reines Wasser für Ihre Gesundheit«

Dr. Norman M. Walker
(1989) »Wasser kann Ihre Gesundheit zerstören«

Maureen und Timothy Green
(1987) Mineralwasser – Die besten Marken der Welt, München und Luzern: Bucher Verlag
Zur Orientierung über die Weltmarken. Mit Einblick in die Geschichte.

Martin Strick
(1987) »Mineralwasser und Heilwasser«, München: Heyne Verlag Taschenbuch 9139
Ein kritischer Führer, aber nicht im Sinne Braggs und der Natural Hygiene. Mineralien werden hier hochgeschätzt. Gerade deswegen ist die Liste von 250 Wässern hilfreich: SPA und VOLVIC sind die ärmsten und besten im Sinne Braggs. Wer wie ich Weine liebte, findet hier das große und differenzierte Reich der Wasser in ebenso schattierten Qualitäten.

Literatur zu Wildpflanzen

R. Fitter; A. Fitter; M. Blamey
(1986) »Pareys Blumenbuch« (2. Auflage)
Hamburg: Verlag Paul Parey

Nach Chrysostomos das beste und billigste Buch über wilde Pflanzen, circa 3000 Einzeldarstellungen. Für den Anfang wohl etwas zuviel. Schließlich aber braucht man es doch.

Erich Heiß
(o. J. etwa 1981) »Wildgemüse und Wildfrüchte«.
Eine wertvolle Ergänzung und
Aufwertung unserer heutigen Nahrung.
Mannheim: Waerland Verlagsgenossenschaft

Ein schlichtes, schönes, ausführliches Buch (ca. 330 Seiten) über 116 Wildpflanzen vom Großen Sauerampfer bis zur Zirbelkiefer mit allen nötigen Angaben zu Vorkommen, Kennzeichen, Hauptwirkstoffen, Sammelzeiten und Verwendung als Wildgemüse, Gewürz oder Heilkraut. Ich streife mit meinem Freund Markus durch die Wiesen und Wälder, um die Pflanzen dieses Buches kennenzulernen.

A. K. Koschtschejew
(1986) »Wildwachsende Pflanzen in unserer Ernährung«
Leipzig: VEB Fachbuchverlag

Mit großer Freude entdeckte ich dieses russische Buch. Es erschien 1980 in Moskau, und ich hoffe, es wird in den weltumwälzenden Wirren eher aufsteigen als untergehen. 108 eßbare Pflanzen, vom Ackerschachtelhalm bis zur Seebinse, sind aufgeführt mit Bild und Text. Im Anhang eine Rezeptsammlung, die leider mehrheitlich durch Erhitzen den großen Wert der Pflanzen mindert.

Peter D. Moore
(1981) Wildpflanzen
Bern, Stuttgart: Hallwag Verlag

Über 1000 Arten, somit ein Bestimmungsbuch zwischen der Einsteckserie und dem Pareyschen Blumenbuch.

Gräfe und Unzer – Serie zum Einstecken
(laufend erneuert) – circa 10,– DM:

Mannfried Pahlow
»Wildgemüsekompaß«

Ideal, scheint mir, zum Beginnen. Etwas über 50 Arten, mit gefährlichen, giftigen »Doppelgängern« sind mit guten Farbfotos dargestellt.

Mannfried Pahlow
»Giftpflanzenkompaß«

Notwendige Ergänzung zum Wildgemüsekompaß, um das Schlimmste zu vermeiden.

Wolfgang Lippert
»Wiesenblumenkompaß«
Ergänzung zu den vorigen.

Zeitschriften

»Lebenskunde-Magazin für GesundheitsPraktiker«

Ein Magazin, das klar auf natürliche Ernährung und den gesunden Lebensstil der Natural Hygiene bezogen bleibt und mir insofern eindeutiger als der *Naturarzt* scheint. Organ der Gesellschaft für Natürliche Lebenskunde e.V. Zu Beziehen über: Waldthausen Verlag, Postfach 11 55, D-2863 Ritterhude

Der Naturarzt

Monatszeitschrift für bewußtes Leben, gesunde Ernährung und natürliche Heilweisen, ein maßgebliches Organ seit 130 Jahren. Vielseitig und sehr informativ. Zunehmend wird Frischkost beachtet. Zu beziehen über den Ariane Versand. Oder: Falkenstein Verlag, 6240 Königstein-Falkenstein, Feldbergstr. 2, Telefon 0 61 74-70 39.

»Natürlich und Gesund«

Zwei-Monats-Zeitschrift. Probehefte (6,– DM Scheck oder Briefmarken) anfordern vom Verlag Eberhard Cölle, Postfach 70 01 18, 7000 Stuttgart 70.

Wer Englisch lesen kann, ist sicherlich gut beraten, sich den **Health Reporter und Healthful Living** zu abonnieren über:

Life Science, 1108 Regal Row, Manchaca, Texas 78652-0609, USA.

Ökotest Magazin, Frankfurt, monatlich

Für mich die progressivste Publikation. Im Rowohlt-Verlag gibt es inzwischen zwei Bände der wesentlichen Teste, die sehr instruktiv sind. So zum Beispiel die Warnung vor Paranüssen etc.: Der Ökotest 1 und 2

Natur-Chancen, Das Umweltmagazin, München, monatlich

Sehr viel breiter angelegt, aber mit wesentlichen Berichten zur Ernährung und Nahrung, beispielsweise der großartige Apfelartikel vom Oktober 1988. (Natur hat sich mit CHANCEN 1989 vereinigt.)

Diese Zeitschriften gehören inzwischen zur Poliklinikslektüre in der Medizinischen Psychologie, Frankfurt.

Wertung der Ernährung

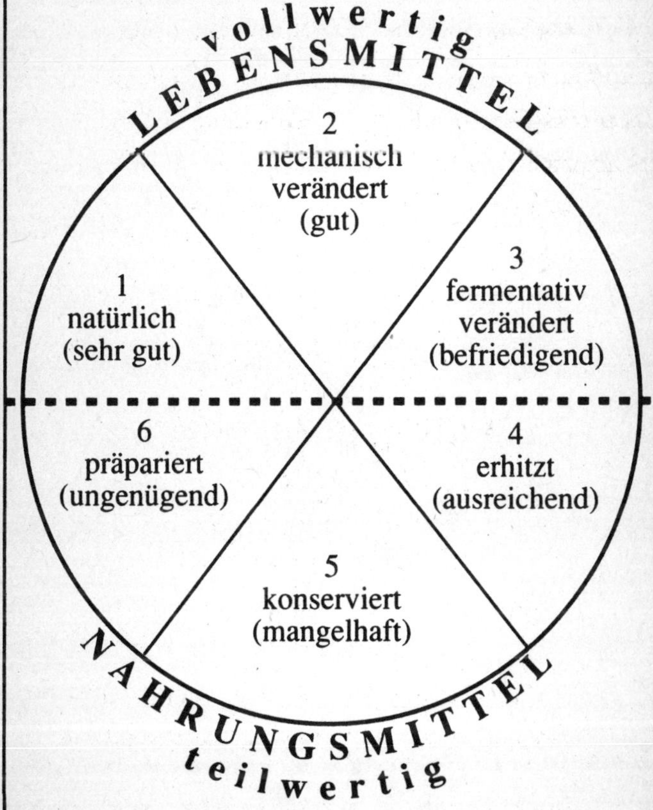

(nach Prof. Dr. Kollath)

Lebensmittelkombination
Tafel A

Günstige Zusammenstellung

1. Eiweiß: (Proteine) / 2. Stärkenahrung	3. Grünblattgemüse (nicht stärkehaltig)
1. Eiweiß: (Proteine)	**3. Grünblattgemüse**
Oliven	(nicht stärkehaltig)
alle Samen	Artischocken
alle Nüsse	Spargel
Linsen	gekeimte Bohnen
Avocados	Erbsen, Bohnen,
Kokosnüsse	frische Brokkoli
Eier und Fleisch	Kohl, Blumenkohl
Milch und Milch-	Sellerie
produkte, Fisch	Gurken
2. Stärkenahrung	Mais, jung u. süß
Rote Bete	Aubergine
Karotten	Blattsalat
alle Getreide	Petersilie
Bohnen u. Erbsen	Radieschen
getrocknet	Spinat
Mais, reif	Kürbis
alle Kartoffelarten	Zucchini
Winterkürbis	Steckrüben
Erdnüsse	Pilze

Ungünstige Zusammenstellung

Gruppe 1: Eiweiß mit ***Gruppe 2: Stärkenahrung***

Lebensmittelkombination Tafel B

Früchte (frische u. getrocknete)

Produkte der linken Tafel prinzipiell **niemals** mit Produkten der unteren Tafel zusammenstellen (siehe Tafel A u. B).

Günstige Zusammenstellung

4. Saure Früchte: Alle Zitrusfrüchte Ananas Erdbeeren Tomaten	6. Halbsaure Früchte: Alle Steinfrüchte Blaubeeren frische Feigen Trauben Mangos Papayas Stachelbeeren Himbeeren alle Kernfrüchte Pfirsiche
5. Süße Früchte: Bananen Datteln Carob (Johannisbrot) alle Trockenfrüchte Dattelpflaumen	

Niemals süße mit sauren Früchten zusammen essen (Gruppe 4 und 5)

Melonen: Alle Melonenarten lassen sich mit nichts zusammenstellen, also nur für sich allein essen!

MENÜFÜHRER Mittag nach Guy-Claude Burger

12h30

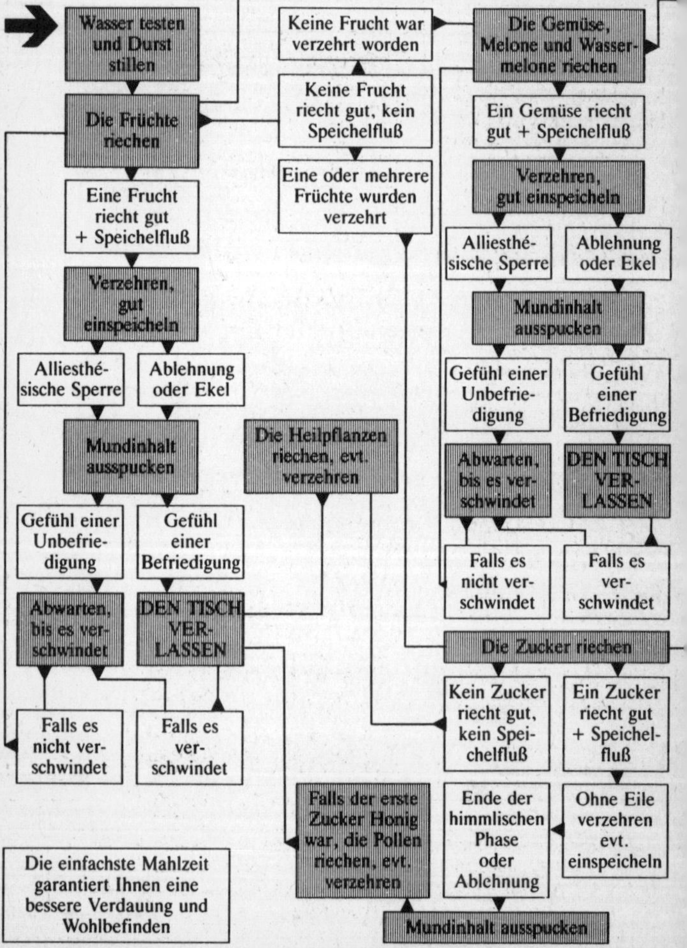

Essen Sie immer mit Vergnügen und ohne Eile; Beobachten und respektieren Sie die alliesthésische Sperre oder die ersten Anzeichen einer Ablehnung: achten Sie nur auf Ihre körperlichen und sinnlichen Eindrücke, nicht auf die mentalen.

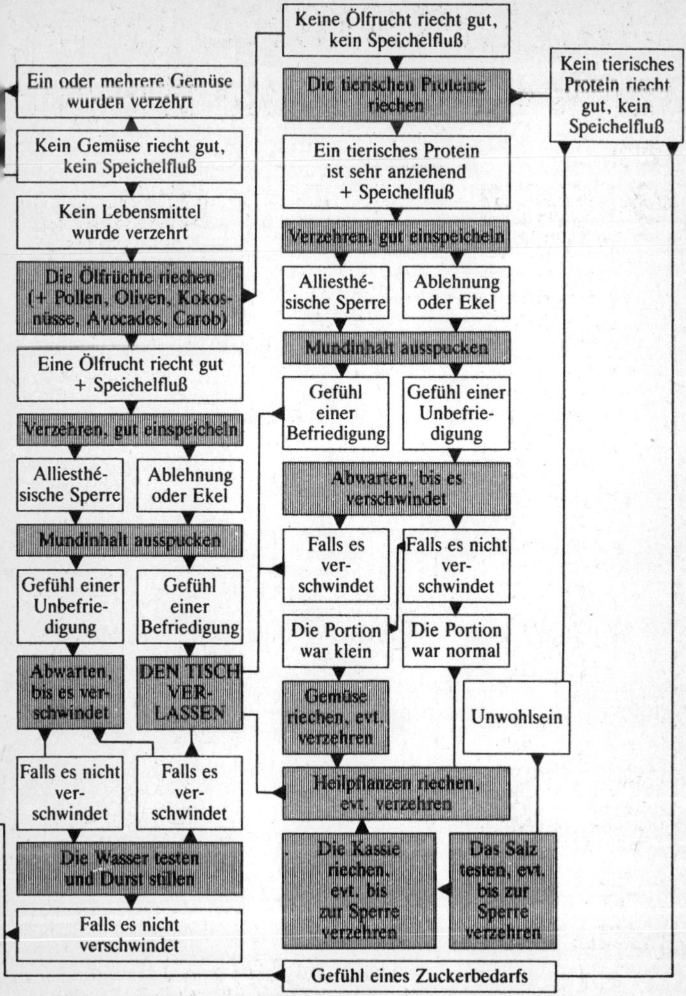

Bei den süßen Produkten wie den Honigen, den Datteln, den Feigen und den anderen Trockenfrüchten sollten Sie sofort am Ende der himmlischen Phase aufhören; verzehren Sie diese Produkte nicht regelmäßig.

Essen Sie lieber zu wenig als zu viel: Bei der nächsten Mahlzeit sind die instinktiven Reize viel stärker und verhindern so einen eventuellen Mangel

Bleiben Sie nicht länger als einen Tag ohne den Verzehr von Gemüsen

MENÜFÜHRER Abend
nach Guy-Claude Burger

18h30

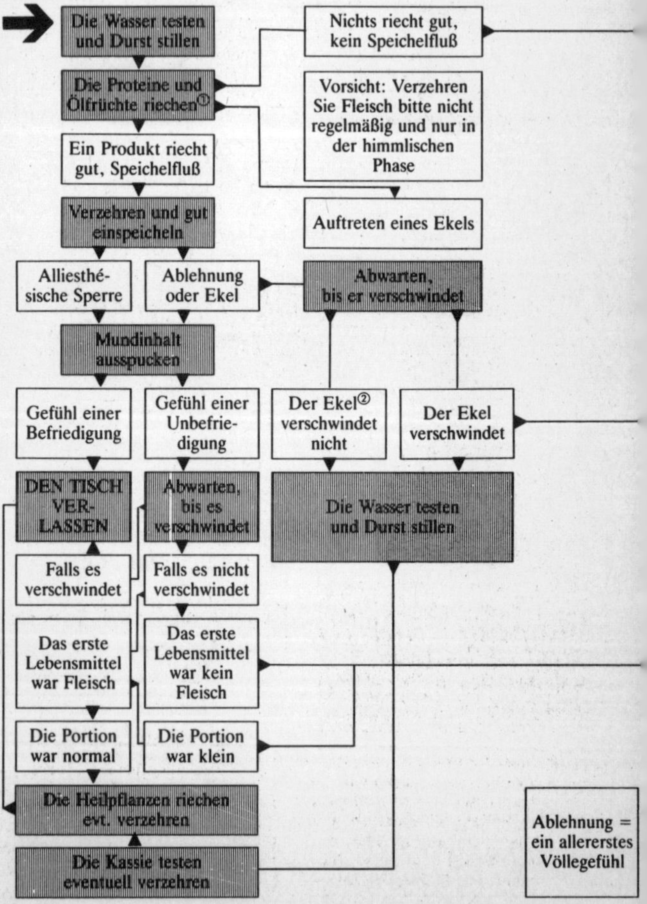

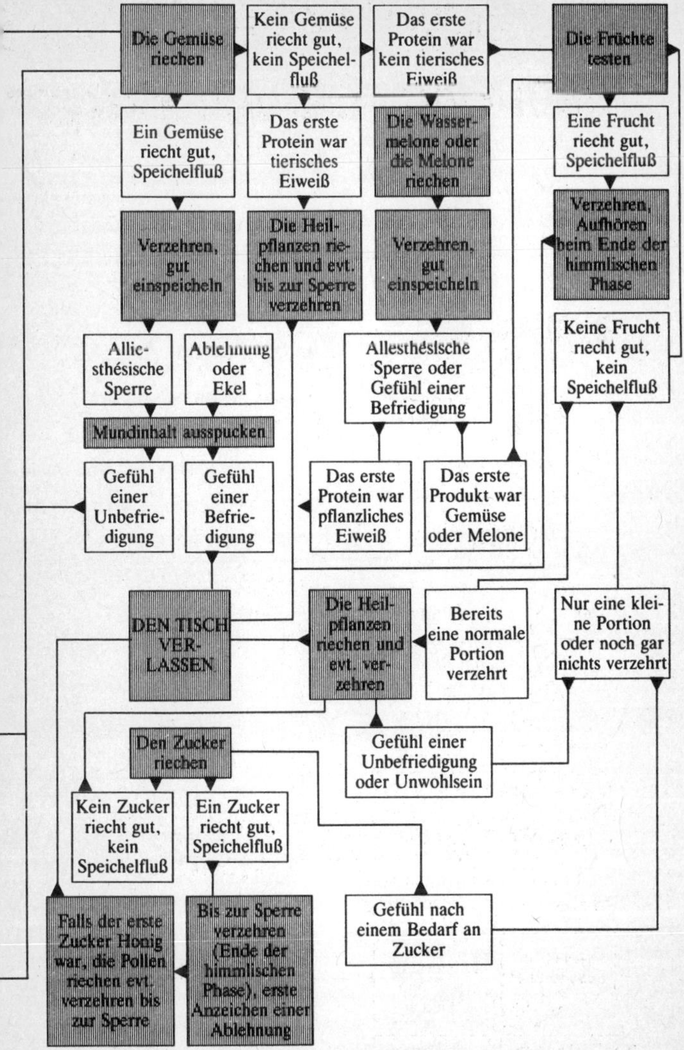

①In dieser Kategorie befinden sich die Ölfrüchte, das Keimgetreide, die Leguminosen, die Avokado, die Kokusnuß, die Olive, das Carob, die Pollen, die Pilze, die Eier, die Meeresfrüchte, das Fleisch, die Innereien, die Insekten usw.

②Falls ein bestimmtes Produkt mehrere Tage lang einen Ekel bei Ihnen auslöst, versuchen Sie es trotzdem immer wieder; falls sein Geschmack angenehm wird und der Ekel verschwindet, verzehren Sie es bis zur Sperre.

Stichwortverzeichnis